Brakemeier • Buchholz

Die Mauer überwinden

Eva-Lotta Brakemeier • Angela Buchholz

Die Mauer überwinden

Wege aus der chronischen Depression
Selbsthilfe und Therapiebegleitung mit CBASP

Mit Online-Materialien

BELTZ

Anschrift der Autorinnen:
Prof. Dr. Eva-Lotta Brakemeier, Dipl.-Psych.
Professur für Klinische Psychologie und Psychotherapie
im Schwerpunkt Verhaltenstherapie
Psychologische Hochschule Berlin (PHB)
Am Köllnischen Park 2
10179 Berlin

Dr. phil. Angela Buchholz, Dipl.-Psych.
Leitung AG Sucht- und Rehabilitationsforschung
Institut und Poliklinik für Medizinische Psychologie
Universitätsklinikum Hamburg-Eppendorf
Martinistraße 52, Gebäude West 26
20246 Hamburg

Dieses Buch ist auch als E-Book erhältlich.
ISBN 978-3-621-28113-3 (PDF); ISBN 978-3-621-28128-7 (ePub)

1. Auflage 2013

Lektorat: Dagmar Kühnle Zerpa
Herstellung: Sonja Frank
Illustrationen: Claudia Styrsky
Reihengestaltung: Federico Luci, Köln
Umschlagbild: Getty Images, München
Satz, Druck und Bindung: Beltz Grafische Betriebe, Bad Langensalza
Beltz Grafische Betriebe ist ein Unternehmen mit finanziellem Klimabeitrag (ID 15985-2104-1001).
Printed in Germany

ISBN 978-3-621-28085-3

Inhalt

Vorwort der Autorinnen

»Da man uns verletzt hat, errichten wir eine Mauer um uns herum,
damit man uns nie wieder verletzt;
und wenn man eine Mauer um sich herum errichtet, […]
wird man nur noch mehr verletzt«.
Krishnamurti, Über die Liebe

Kennen Sie das Gefühl, sich manchmal wie abgetrennt von der Umwelt zu fühlen? Wie hinter einer Mauer? Ohne wirklichen Kontakt zu anderen Menschen? Oder fühlt es sich bei Ihnen eher so an, als ob Sie unter einer Glasglocke leben? Vielleicht passt bei Ihnen auch besser das Bild eines Panzers, in dem Sie sitzen und sich vor allem Unheil abschirmen? Das alles sind unterschiedliche Beschreibungen des Gefühls des »Abgetrennt-Seins«. Dieses Gefühl geht oft einher mit anderen Gefühlen wie Traurigkeit, Verzweiflung, Wut, Einsamkeit sowie spürbarer Hilf- und Hoffnungslosigkeit. Es kann auch dazu führen, dass Lebensmüdigkeit entsteht, da das isolierte Leben hinter der Mauer nicht mehr lebenswert erscheint.

Während unserer therapeutischen und wissenschaftlichen Arbeit sind uns in den letzten Jahren viele Menschen begegnet, die aus Schutz eine Mauer, eine Glasglocke oder einen Panzer um sich herum aufgebaut haben und die beschriebene Gefühlsmischung sehr gut kennen. Die meisten dieser Menschen haben eine chronische Depression. Das Wort chronisch bezieht sich dabei darauf, dass die Depression bereits mindestens zwei Jahre andauert – nicht darauf, dass die Erkrankung nicht heilbar ist. Sollten Sie mit dem Bild der Mauer, der Glasglocke oder des Panzers etwas anfangen können und diese Gefühle auch gut kennen, sind die ersten positiven Botschaften dieses Buches möglicherweise diese: *Sie sind nicht allein mit diesen Gefühlen. Viele Menschen leiden an einer chronischen Depression. Wir möchten Ihnen Hoffnung machen, denn Sie können etwas gegen die chronische Depression tun!*

Sowohl das Bild der Mauer als auch sämtliche Strategien, die wir in diesem Buch vorstellen, stammen aus einem neueren Psychotherapieansatz, welcher ganz speziell für die Behandlung der chronischen Depression entwickelt wurde. Er wird CBASP (Cognitive Behavioral Analysis System of Psychotherapy) genannt. Im ersten Kapitel werden wir Ihnen anschaulich erklären, was sich hinter diesem Begriff verbirgt.

Mit diesem Buch möchten wir Ihnen helfen, Ihre Mauer zu überwinden und einen Weg aus der chronischen Depression zu finden. Um die Mauer jedoch zu überwinden, ist es zunächst wichtig zu verstehen, wie diese überhaupt entstanden ist. Daher möchten wir Ihnen im Teil I des Buches helfen, herauszufinden, wann, wie und warum bei Ihnen die Mauer aufgebaut wurde. Im Teil II – der Hauptteil dieses Buches – stellen wir Ihnen Strategien und Methoden zur Verfügung, die Ihnen helfen können, die Mauer zu überwinden. Abschließend werden wir im Teil III zu einer Rückschau und einer Vorausschau kommen, um hilfreiche Strategien festzuhalten und Rückfällen vorzubeugen. Wir versuchen also, Sie darauf vorzubereiten, was Sie hinter der Mauer – jenseits der chronischen Depression – erwartet und Sie ein Stück weit auf dem neuen weiteren Weg zu begleiten.

Mit diesem Buch möchten wir uns an folgende Personenkreise richten:

- Menschen mit einer chronischen Depression, bei denen das Buch die Wartezeit, Vorbereitung, Begleitung und Nachbereitung einer (CBASP)-Psychotherapie unterstützen kann (*Therapiebegleitbuch*).
- Menschen mit weniger schweren depressiven Beschwerden, die das Buch als Hilfe zur Selbsthilfe nutzen möchten (*Selbsthilfebuch*).
- Menschen, die sich für diese Thematik generell interessieren und es möglicherweise zur Selbsterfahrung nutzen (*Selbsterfahrungsbuch*).
- Angehörige oder Freunde Betroffener, die mehr Informationen über die chronische Depression erhalten und Strategien an die

Hand bekommen möchten, damit sie den Betroffenen gezielter helfen können (*Hilfe für Angehörige*).
- Psychotherapeuten, die CBASP auf diese Weise kennenlernen bzw. sich aus Patientenperspektive mit der Thematik auseinandersetzen möchten (*Therapeutenbuch*, s. a. Brakemeier & Normann, 2012).

Zu welchem Personenkreis Sie sich auch immer zugehörig fühlen mögen, möchten wir Sie zu Beginn auf etwas sehr Wichtiges hinweisen: Die Beschäftigung mit den Themen dieses Buches kann aufwühlend sein. Möglicherweise erinnern Sie sich an Erlebnisse aus Ihrem Leben, über die Sie lange Zeit nicht nachgedacht haben, was schwierig, traurig und schmerzhaft sein kann. Sollten Sie bemerken, dass es Ihnen bei der Lektüre dieses Buches zunehmend schlechter geht, holen Sie sich bitte sofort Hilfe: psychotherapeutische und vielleicht auch medikamentöse, wobei Sie medikamentöse Versuche und Veränderungen natürlich nur nach Rücksprache mit Ihrem Arzt durchführen sollten! Wir wissen aus Studien, dass bei einer schweren chronischen Depression immer die Kombination aus Psychotherapie mit Medikamenten am wirksamsten ist. Eine Auswahl an wichtigen Adressen für psychiatrische und psychotherapeutische Hilfsmöglichkeiten finden Sie im Anhang. Zudem möchten wir Ihnen an dieser Stelle noch zwei weitere wichtige Botschaften mit auf dem Weg geben:

(1) *Es gibt Hoffnung für Sie!* Wir haben in den letzten Jahren sehr viele chronisch depressive Menschen begleitet, die ihren Weg durch oder über die Mauer mithilfe der CBASP-Therapie gefunden haben.
(2) *Seien Sie geduldig mit sich und diesem Buch!* Der Weg über die Mauer dauert meist relativ lang. Am besten gelingt er, wenn Sie Stück für Stück oder auch Schritt für Schritt vorgehen und sich für die jeweiligen neuen Strategien und Übungen ausreichend Zeit nehmen.

Anbei noch einige Hinweise zur Handhabung dieses Buches:
Psychologische Fachbegriffe, die Sie möglicherweise nicht kennen, werden in einem Glossar am Ende des Buches erläutert. Im Text weisen wir durch einen Pfeil (→) auf die Glossarbegriffe hin. Zudem

haben wir für Sie einige Arbeitsblätter zusammengestellt, auf die Sie online über die Verlagshomepage zugreifen können (s. hierzu die Hinweise zu den Online-Materialien auf S. 216). Sie können diese dann je nach Bedarf herunterladen und ausdrucken.

Um das Buch möglichst anschaulich und praxisnah zu gestalten, werden drei Patienten, die wir mit CBASP behandelt haben, Sie durch das Buch begleiten. Zur Wahrung der Anonymität haben wir die Darstellung der Fälle so verändert, dass die Patienten selbstverständlich nicht wieder erkannt werden können. Wir bezeichnen sie übrigens bewusst als »*Patient*« – und nicht etwa als Klient, Kunde oder Person. Ein Patient ist für uns jemand, der leidet und Hilfe sucht; wir verstehen uns als Psychotherapeuten, die Hilfe geben, um das Leiden zu lindern. Zudem haben wir uns zugunsten der Lesbarkeit und sprachlichen Einfachheit entschieden, Personen im Maskulinum zu bezeichnen, wobei sich dies selbstverständlich auf beide Geschlechter bezieht (»generisches Maskulinum«). Ausnahmen machen wir bei unseren Beispielen aus der Praxis, bei denen sich das Geschlecht nach den entsprechenden Patienten und Therapeuten richtet.

Bevor wir nun mit der Suche nach den Wegen aus der chronischen Depression beginnen, möchten wir uns noch herzlich bedanken bei

- James McCullough – dem Begründer von CBASP. Ohne ihn gäbe es dieses Buch nicht, ohne ihn könnte so vielen chronisch depressiven Patienten nicht so effektiv geholfen werden, ohne ihn hätten auch wir uns therapeutisch und wissenschaftlich anders entwickelt.
- Claus Normann, Elisabeth Schramm und Mathias Berger, sowie dem gesamten CBASP-Team der Station 5, mit deren Unterstützung und Hilfe wir CBASP am Universitätsklinikum Freiburg lernen und durchführen konnten.
- unseren derzeitigen Arbeitgebern, der Psychologischen Hochschule Berlin (PHB) und dem Universitätsklinikum Hamburg-Eppendorf (UKE).
- Anna-Maria Jäger (PHB), Miriam Bartsch und Maren Spies (UKE) für die wertvolle Unterstützung beim Korrekturlesen.

- dem Beltz Verlag, insbesondere Frau Wahl und Frau Kühnle Zerpa für Ihre Unterstützung bei der Erstellung des Manuskripts.
- Claudia Styrsky für ihre wundervollen Illustrationen.
- Gitta Jacob für die Beratung bei der Umsetzung dieses Buches.
- wir uns gegenseitig, denn so ein Buch schreibt sich zu zweit so viel leichter und schöner als allein!

Der größte Dank gebührt jedoch unseren bisherigen CBASP-Patienten (über 100!), deren Mut, Offenheit, Durchhaltevermögen, Geduld und Vertrauen uns immer wieder sehr berührt und erfreut und von denen wir viel Neues lernen können.

Wir hoffen, dass es uns mit diesem Buch gelingt, Ihnen als Leser CBASP verständlich zu vermitteln. Wenn wir Ihnen hierdurch Strategien an die Hand geben können, welche Ihnen helfen, die Mauer bzw. die chronische Depression nach und nach und Stück für Stück zu überwinden, wäre dies eine große Freude für uns.

Berlin und Hamburg, im September 2013
Eva-Lotta Brakemeier und Angela Buchholz

Vorwort der Freiburger CBASP-Selbsthilfegruppe

Ein Rückblick auf das Leben hinter der Mauer und die stationäre CBASP-Therapie

Wohl keiner von uns (ehemaligen) Patienten möchte das nochmals durchmachen, was uns in Phasen lang anhaltender tiefer Depression bestimmt hat – Handlungsunfähigkeit, soziale Isolation, Mutlosigkeit, Lebensmüdigkeit, … Kurz: ein Leben ohne jegliche Perspektive und Freude, ein Leben hinter der Mauer.

Der Weg heraus aus dieser psychischen Enge war sicher mühsam, aber er hat sich gelohnt! Der Therapieansatz CBASP gibt uns Strategien in die Hand, unsere Lebenssituation und vor allem die Ursachen dafür – unsere Prägungen – zu verstehen und daraus zu lernen. Dieser Rückblick auf das Leben und auf so viele schwierige und schmerzhafte Erlebnisse ist zwar oft hart, aber letztlich doch so wichtig: Nur so können wir Gedanken- und Verhaltensstrukturen, die sich oft allzu fest eingeprägt haben, verstehen. Nur so können wir erkennen, was uns lange blockiert hat. Nur so können wir dann endlich etwas verändern …

In kleinen Schritten haben wir neue Wege erprobt, begleitet von sehr einfühlsamen Therapeuten, die sich selbst in erster Linie als Partner auf diesem Weg sehen. Sie haben uns durch Tiefen und über Höhen begleitet, sich dabei stets aktiv, lebendig, menschlich und offen gezeigt. So konnten wir erkennen, wie Menschen auf uns reagieren und – vor allem – dass heute Menschen *anders* auf uns reagieren als wir aufgrund der negativen früheren Erfahrungen oft befürchteten.

Für die schrittweise Befreiung aus der sozialen Isolation waren für viele von uns während des Klinikaufenthalts die gemeinsamen Gruppenstunden sehr wichtig. Die verschiedenen Situationsanalysen der Mitbetroffenen zeigten sehr schnell, welche Barrieren wir uns meist selbst aufgebaut hatten. Automatische Gedanken wurden

»enttarnt« und utopische Ziele zu machbaren Schritten korrigiert. Durch eine sehr hilfreiche Strategie, den sogenannten Kiesler-Kreis (vgl. Kap. 5 in diesem Buch), fand man sich selbst im Umgang mit seinen Mitmenschen wieder und die Perspektive auf die eigene Situation konnte sich besonders dann ändern, wenn wir in gemeinsamen Rollenspielen manche kritische Situationen nachgespielt haben. Schritt für Schritt ging es so aufwärts, heraus aus der chronischen Depression, heraus aus der Isolation hinter der Mauer.

Der Weg zurück ins Leben blieb natürlich nicht ohne Rückschläge. Besonders der Schritt aus der klinischen Betreuung heraus und zurück ins eigene Lebensumfeld war für viele nicht leicht. Nun musste sich das Erprobte in der Realität bewähren, was manchmal nicht immer gleich gelang. Der regelmäßige Besuch der CBASP-Selbsthilfegruppe war und ist bis heute eine große Hilfe dabei. In sehr offener und verständnisvoller Atmosphäre geben wir uns als Gleichbetroffene wichtige Anregungen sowie praktische und emotionale Unterstützung für den Alltag.

Im Rückblick sind wir sehr dankbar dafür, dass wir durch diese so hilfreiche CBASP-Therapie endlich ganz neue Lebensperspektiven entdecken und Lebensfreude in ganz neuer Weise erleben dürfen. Viele von uns haben zuvor etliche andere Therapiemöglichkeiten ausprobiert, die meisten davon ohne entscheidende Veränderungen.

Wir möchten daher Ihnen als Leser und Betroffene Mut machen, dass Sie bei der Lektüre dieses Buches Schritt für Schritt die Elemente der CBASP-Therapie erlernen und im Alltag umsetzen. Sie werden darin Beispiele von Mitpatienten finden, die es auch geschafft haben und jetzt wieder ein ausgeglichenes und erfülltes Leben führen können. Dieses Buch wird Ihnen bei Ihren Schritten und Veränderungen sicher ein sehr guter und wertvoller Wegbegleiter sein.

Freiburg, im September 2013
Die Freiburger CBASP-Selbsthilfegruppe

1 Einführung

Fallbeispiel 1. Katharina Rosenzweig ist 41 Jahre alt. Sie wohnt mit ihrer 17-jährigen Tochter und ihrem Hund in einer kleinen Mietwohnung in einer Großstadt. Mit dem Vater der Tochter hatte sie nur eine kurze Beziehung. Er hat sie bereits während der Schwangerschaft verlassen, was ihr aber auch Recht gewesen sei, da sie ihn nicht geliebt hätte. Sie ist seit drei Jahren wegen ihrer schweren Depression frühberentet, verdient aber noch als Putzkraft ein wenig Geld dazu. Obwohl sie ihre Tochter sehr liebe und sie auch einen besten Freund habe, der homosexuell sei, fühle sie sich oft müde, einsam, traurig und leidet unter dem Gedanken, dass sie nicht »zur Welt dazu gehört«. Sie erzählt, dass sie sich eigentlich schon ihr ganzes Leben so gefühlt habe, auch schon als Kind. Da habe ihre Mutter sie häufig fertig gemacht, angeschrien und gedemütigt. Die Gründe dafür habe sie meist gar nicht nachvollziehen können. Daher sei sie ein sehr unsicherer Mensch – immer habe sie das Gefühl, etwas falsch zu machen und deshalb nicht geliebt zu werden. Sie war bereits mehrfach wegen ihrer Depression in Behandlung, sowohl ambulant als auch stationär. Aber all die Psychotherapien und die vielen Medikamente hätten ihr bisher nie grundlegend geholfen. Insgesamt kann sich Frau Rosenzweig nicht erinnern, dass es ihr jemals im Leben wirklich richtig gut gegangen sei. Das größte Problem seien die Ängste, etwas falsch zu machen. Daher erlebe sie Kontakte mit anderen Menschen generell als sehr anstrengend, vor allem wenn die Menschen ihr nahe stehen. Im ersten Gespräch der ambulanten CBASP-Therapie beginnt sie auch unmittelbar, sich Sorgen darüber zu machen, dass sie etwas Falsches sagen oder tun könnte und die Therapeutin sie deshalb nicht mögen würde.

Fallbeispiel 2. Gregor Stubenrausch, 45 Jahre, verheiratet und Schreinermeister, geht es ähnlich – und irgendwie doch ganz anders. Als er 10 Jahre alt war, ist sein Vater – die bis dahin einzige positive Person in seinem Leben – sehr plötzlich verstorben. In seinem Schock und mit seiner Trauer fühlte er sich ganz allein. Die Mutter sagte immer nur, dass das Leben weitergehen müsse. Seitdem habe er sich nicht mehr normal oder glücklich gefühlt. Aufgrund seiner Traurigkeit und Niedergeschlagenheit zog er sich immer mehr zurück und ließ nahezu niemanden mehr an sich heran. Vor 15 Jahren beging sein älterer Bruder Selbstmord. Das war ein erneuter Schock für ihn und hat ihn noch tiefer heruntergezogen. Zwar ist er heute seit einigen Jahren verheiratet und beschreibt seine Frau auch als unterstützend und liebevoll – eine wirkliche Nähe entstehe zwischen ihnen jedoch nicht und dadurch fühle er sich umso einsamer und isolierter. Insgesamt beschreibt er sich selbst als melancholisch, zweiflerisch und introvertiert. Vor allem anderen aber ist er eines: hoffnungslos. Seit seiner Kindheit habe er wegen seiner Depression viele Behandlungen »über sich ergehen lassen« – Psychotherapien ebenso wie medikamentöse Behandlungen. Alle ohne nennenswerte Wirkung. Deshalb ist er auch jetzt zu Beginn der ambulanten CBASP-Therapie extrem skeptisch. Dies teilt er auch umgehend seiner Therapeutin mit: »Sie können mir ja doch nicht helfen, das haben schon ganz andere versucht.«

Fallbeispiel 3. Andreas Preller, 54 Jahre, geschieden und Physikprofessor an einer Universität, kennt das Gefühl des »Nicht-Dazugehörens« auch sehr gut. Bei ihm löst dies jedoch vor allem Wut aus. Er fühlt sich meist sehr angespannt, genervt und reizbar. Typisch für ihn sind seine Wutausbrüche, die ihn schon öfters sowohl beruflich als auch privat in Schwierigkeiten gebracht haben. Er weiß genau, wie die Wut entstanden ist: Als Kind wurde er von seinem alkoholabhängigen Vater oft grün und blau geschlagen – ohne dass er eine Chance hatte, sich zu wehren. Auch seine Mutter oder seine älteren Geschwister hätten nie schützend ►

eingegriffen. Seitdem macht er »sein Ding allein«, was ihn beruflich immerhin bis zu einer Professur gebracht hat. Privat war er einmal verheiratet, doch hat sich seine damalige Frau schon nach zwei Jahren von ihm getrennt: Der Hauptgrund waren seine Wutausbrüche und die vorherrschende schlechte Laune. Da ihm ambulante Therapien bisher nicht wesentlich geholfen haben und sich seine Depression, ausgelöst durch eine gerade gescheiterte Beziehung, massiv verschlechtert hat, begibt er sich erstmals in eine stationäre Behandlung. Seine noch recht junge Therapeutin, die ihn dort behandelt, bekommt direkt im ersten Gespräch seine Wut zu spüren. Er schreit sie nahezu an: »Was? Sie trauen sich wirklich zu, mich zu therapieren? Sie könnten ja meine Tochter sein. Niemals glaube ich, dass Sie mir helfen können!«

So wie Katharina Rosenzweig, Gregor Stubenrausch oder Andreas Preller geht es vielen Menschen, die unter einer → *chronischen Depression* leiden. Wenn Menschen bereits während ihrer Kindheit und Jugend negative Beziehungserfahrungen mit anderen Menschen – insbesondere den Eltern – machen, besteht die Gefahr, dass sie sich immer mehr in sich selbst zurückziehen und eine Art Schutzmauer um sich herum aufbauen, wie bspw. Herr Stubenrausch: Aus Angst vor Enttäuschung und erneutem Verlassen-Werden wagt er sich kaum noch hinter dieser Schutzmauer hervor – und wenn, dann rechnet er von vorneherein mit dem Schlimmsten. Frau Rosenzweig hingegen versucht aus Angst vor Ablehnung oder Bestrafung ihr ganzes Leben, nichts falsch zu machen und sich selbst zu kontrollieren. Sie weiß oft gar nicht mehr, was sie überhaupt kann und wer sie selber ist. Und auch Herr Preller hat eine Art Schutzmauer zwischen sich und seiner Umwelt aufgebaut: Wenn er nicht gerade einen Wutanfall hat, zieht er sich missmutig von den Menschen zurück.

Menschen mit chronischer Depression haben häufig schlimme, schmerzhafte Beziehungserfahrungen hinter sich und so ist es absolut nachvollziehbar, dass sie – aus Angst vor weiteren Verletzungen – Schwierigkeiten haben, sich zu öffnen und ihre »Mauer« zu überwinden. Sie sind häufig sehr hoffnungslos, misstrauisch, hilflos und einsam, wobei sie unter diesen Gefühlen schon sehr lange leiden.

Da sie so häufig schlechte Erfahrungen mit anderen Mitmenschen gemacht haben, sind sie oft gar nicht mehr in der Lage, wirklich wahrzunehmen, was in ihrer Umwelt heute geschieht und wie sie selber auf andere Menschen wirken. Mit einem Grundgedanken wie »Egal was ich tue, es ändert sich doch nichts« ist das auch sehr verständlich: Die Mauer um sie herum ist zu einem Zeitpunkt entstanden, an dem diese dringend benötigt wurde. Herr Preller beispielsweise hat sich als Kind bei den Schlägen von seinem Vater immer vorgestellt, er habe einen Panzer an, was ihm half, die Schläge als weniger schmerzhaft zu empfinden. Herr Stubenrausch hat sich seit dem Tod des Vaters eingeigelt in seiner kindlichen Welt, in der ihn der Vater als Fantasiefigur weiter begleitet hat. Zwischen ihm mit dieser Fantasiefigur und dem Rest der Familie oder anderen Kindern ist jedoch die Mauer entstanden. Fatal ist dabei allerdings, dass diese damals tatsächlich schützende Mauer nun dazu beiträgt, dass auch heute kaum noch wirklich Austausch mit der Umwelt stattfindet – sodass sich diese Menschen noch einsamer und hilfloser fühlen und sie sich dadurch oft die Chance verbauen, mögliche neue positive Erfahrungen mit anderen Menschen zu machen.

Finden Sie Ähnlichkeiten zwischen Frau Rosenzweig, Herrn Stubenrausch, Herrn Preller und sich selbst? Kennen Sie auch solche Gefühle der Traurigkeit, Einsamkeit oder der Wut? Finden Sie sich wieder in dem Bild der Mauer, die zwischen Ihnen und der Umwelt entstanden ist? Diejenigen von Ihnen, die das Buch eher aus Interesse oder Motivation zur Selbsterfahrung lesen, kennen die beschriebenen Gefühle möglicherweise in weniger stark ausgeprägter Form und weniger lang andauernd, sodass die Mauer kleiner ist bzw. sich nur zeitweise aufbaut.

In diesem Buch möchten wir Ihnen allen eine Psychotherapie näher bringen, die speziell für Menschen mit einer chronischen Depression oder lang andauernden depressiven Beschwerden entwickelt wurde: das → *CBASP*. CBASP ist eine Abkürzung und steht für ***C**ognitive **B**ehavioral **A**nalysis **S**ystem of **P**sychotherapy;* auf Deutsch: Kognitives verhaltensbezogenes Analyse-System der Psychotherapie. CBASP ist eine psychotherapeutische Methode, mit deren Hilfe das eigene Verhalten und die eigenen Gedanken genau betrachtet werden können. Weil CBASP speziell für Patienten mit einer chronischen Depression entwickelt wurde, besteht das *System* CBASP aus bestimmten aufeinander aufbauenden und ineinander greifenden Strategien und Methoden, die sich als hilfreich erwiesen haben, um Ihre persönliche Mauer langsam überwinden und neue Erfahrungen zulassen zu können. Dies ist vor allem ein Lernprozess – über sich selbst, über Gefühle und Gedanken, die andere in Ihnen auslösen, aber auch über die Wirkung, die Sie selbst auf andere haben. Daher wird CBASP auch oft als »Lerntherapie« bezeichnet – das soll nicht an das Lernen in der Schule erinnern, sondern vor allem ausdrücken, dass Sie auch bei sehr lange andauernden Beschwerden *lernen können,* damit anders umzugehen und sie zu überwinden.

CBASP und seine Wurzeln

Der amerikanische Psychologe und Psychotherapeut Prof. James McCullough ist der Begründer der CBASP-Therapie. Er hat sehr viele Patienten mit chronischen Depressionen behandelt – zunächst mit den traditionellen Psychotherapien, wie der kognitiven Verhaltenstherapie oder tiefenpsychologischen Verfahren. Allerdings merkte er, dass er den chronisch depressiven Patienten mit diesen traditionellen Strategien nicht wirklich helfen konnte. Deshalb entwickelte er in den 1980er Jahren CBASP, indem er Strategien aus verschiedenen Ansätzen, die sich während seiner langen klinischen Erfahrung als hilfreich erwiesen hatten, vereinte. Nachdem er und auch andere Kollegen in einer großen Studie (Keller et al., 2000) zeigen konnten, dass CBASP vielen chronisch depressiven Patienten wirklich hilft, hat er ein Behandlungsmanual zu diesem Therapieansatz veröffentlicht. CBASP liegen theoretische Überlegungen aus der psychologischen und psychotherapeutischen Forschung zugrunde. Die wichtigsten Wurzeln sind Folgende:

- **Entwicklungspsychologie.** Beim CBASP wird davon ausgegangen, dass bedingt durch schwierige Erfahrungen mit anderen Personen (wie z. B. den Eltern) während der Kindheit und Jugend wichtige Entwicklungsschritte kaum oder nicht ▶

vollständig durchlaufen werden konnten. Daher hinterlassen diese Erfahrungen Spuren (oder auch Prägungen) in unserem Leben, die sich auf den Lebensweg und die Persönlichkeit auswirken können (vgl. Prägungen in Kap. 3).

- **Psychoanalyse.** Genau wie von Sigmund Freud wird auch beim CBASP angenommen, dass wir Menschen in der Kindheit und Jugend erlerntes Verhalten mehr oder weniger unbewusst auf unser heutiges Leben übertragen (vgl. Übertragungshypothese in Kap. 4).
- **Interpersonelle Psychotherapie.** Annahmen über allgemeine Gesetzmäßigkeiten zwischenmenschlicher (also interpersoneller) Begegnungen werden im CBASP verwendet, um sich selbst und andere besser verstehen zu können. Dabei helfen folgende Fragen: Wie wirke ich auf andere? Was löse ich in anderen aus? Wie reagieren andere auf mich? (vgl. Kiesler-Kreis in Kap. 5)
- **Lerntheorie.** Grundlegende lerntheoretische Prinzipien werden im CBASP genutzt, um neues Verhalten zu lernen und einzuüben (vgl. Situationsanalyse in Kap. 6).
- **Kognitive Verhaltenstherapie.** Der Einbezug heutiger konkreter Probleme hilft dabei, nicht zu sehr in der Vergangenheit zu verharren, sondern ein Ziel vor Augen zu haben. So werden auch das Verhalten und die Gedanken in aktuellen schwierigen Situationen in eine CBASP-Therapie einbezogen (vgl. Situationsanalyse in Kap. 6).

In Anlehnung an die verschiedenen Phasen einer CBASP-Therapie besteht dieses Buch aus drei aufeinander aufbauenden Teilen. Wir möchten Ihnen daher auch empfehlen, diese drei Teile der Reihe nach zu lesen und zu bearbeiten. Die beschriebenen Strategien können zwar auch für sich genommen wirksam und aussagekräftig sein – die beste Wirkung erreichen Sie jedoch, wenn Sie Schritt für Schritt vorgehen. Stellen Sie sich vor, Sie wollen eine wirkliche Mauer überwinden, die Ihren Weg versperrt – auch dabei empfiehlt sich ein geplantes Vorgehen, bei dem es hilfreich ist, zunächst einige Fragen zu beantworten:

Aus welchem Material ist die Mauer eigentlich beschaffen? Lehm, Klinker-, Sandstein oder gar aus hartem Beton? Ist sie hart, kantig, leicht oder locker geschichtet? Besteht sie aus einzelnen Steinen oder ist sie ganz kompakt? Welche Hilfsmittel werde ich benötigen? Gibt es vielleicht Stellen in der Mauer, die leichter zu überwinden sind? Warum und wofür wurde die Mauer errichtet? Werden hinter der Mauer vielleicht Gefahren lauern? Oder ist sie nur noch ein Überbleibsel bereits »geschlagener Schlachten«? Wofür lohnt es sich eigentlich, diese Strapaze auf mich zu nehmen?

Erst wenn Sie diese Fragen für sich beantwortet haben, können Sie in die konkrete Planung übergehen. Erst dann können Sie sich ganz genau überlegen, welche Hilfsmittel Ihnen nützlich sein werden: An welcher Stelle ist es günstig zu beginnen? Gibt es vielleicht schon Risse oder Löcher in der Mauer? Kann ich mich mit einem Seil hochziehen? Brauche ich eine Leiter? Muss ich Haken in die Mauer schlagen oder finden meine Füße an Mauervorsprüngen ausreichend Halt? Kann ich die Mauer vielleicht sogar durch mein Klopfen, Schlagen oder Hämmern an einer Stelle zum Bröckeln oder Einbrechen bringen? Gibt es Helfer an meiner Seite (Freunde, Angehörige, Therapeuten, ...), die mich beim Übersteigen unterstützen würden?

Allerdings ist Ihr Weg auch nicht zu Ende, wenn Sie die Mauer überstiegen oder durchbrochen haben: Wenn Sie auf der anderen Seite angelangt sind, kann es doch ganz anders aussehen als Sie gedacht hatten. Wie gehen Sie damit um? Wie wird die Landschaft dort aussehen? Wer wird dort vielleicht auf Sie warten? Und wie setzen Sie nun Ihren Weg jenseits der Schutzmauer fort?

Aber was konkret bedeutet das jetzt für das Überwinden *Ihrer* »zwischenmenschlichen« Mauer? Wie sind ihre Fundamente in Ihrem Leben verankert, wer hat an dieser Mauer mitgebaut? Im Folgenden geben wir Ihnen einen kurzen Überblick über die drei Teile unseres Buches.

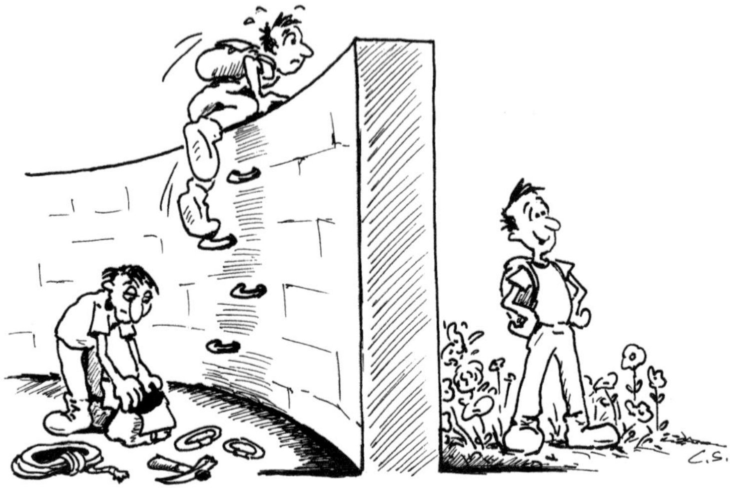

1.1 Teil 1: Zusammenhänge erkennen – Wie ist die Mauer um mich entstanden?

Im ersten Teil möchten wir Ihnen helfen zu verstehen, wann, wie und warum eigentlich die Mauer um Sie entstanden ist. Darüber hinaus erscheint es uns auch wichtig, dass Sie die Auswirkungen dieser in der Vergangenheit errichteten Mauer auf ihr heutiges Leben und ihre Beziehungen zu anderen Menschen erkennen. Nachfolgend sind die in diesem Zusammenhang wichtigsten Begriffe aus dem Teil 1 des Buches aufgelistet.

Frühe traumatisierende Beziehungserfahrungen. Viele Menschen, die eine chronische Depression entwickeln, haben in ihrer Kindheit oder Jugend belastende, schwierige und schmerzhafte Erfahrungen gemacht. Sie wurden zum Beispiel wie unsere drei Patienten Frau Rosenzweig, Herr Stubenrausch oder Herr Preller vernachlässigt, bestraft, missbraucht, geschlagen, ausgenutzt oder haben einen Elternteil verloren. In der CBASP-Therapie und auch in anderen therapeutischen Schulen geht man mittlerweile davon aus, dass solche Erfahrungen eine große Rolle bei der Entstehung depressiver Erkrankungen spielen. Es ist sehr wichtig, sich mit diesen → frühen traumatisierenden Beziehungserfahrungen auseinanderzusetzen, denn hier wurde häufig aus reinem Überlebensinstinkt der Grundstein für die Mauer gesetzt.

Die Prägungen. Vor allem in der Kindheit und Jugendzeit, aber auch später im Leben, machen wir immer wieder die Erfahrung, dass bestimmte Menschen für uns eine ganz besondere, herausragende Bedeutung haben. Diese Menschen beeinflussen teilweise unseren Lebensweg und unsere Persönlichkeit in der Art, dass sie → *Prägungen* (oder *Spuren* bzw. *Stempel*) bei uns hinterlassen. Diese Prägungen durch andere Menschen können positiv, aber eben auch negativ sein und bestimmen auch mit, wie wir uns anderen Menschen gegenüber verhalten. Daher ist es wichtig, die eigenen Prägungen kennenzulernen – denn das hilft uns zu verstehen, warum wir zum Beispiel bestimmten Personen gegenüber besonders misstrauisch eingestellt sind oder aber uns auf bestimmte Personen auch sehr leicht einlassen können.

Die Übertragung. Die Auswirkungen von Prägungen auf das eigene Handeln im Hier und Jetzt können ganz automatisch ablaufen und sind uns daher oft nicht bewusst. Der Prozess, der dafür verantwortlich ist, wird auch als → *Übertragung* bezeichnet. Statt Übertragung können Sie auch *Erwartung* oder gar *Befürchtung* sagen. Beispielsweise befürchtet Frau Rosenzweig heute bei allen Menschen, dass diese sie ablehnen, wenn sie Fehler macht. Ohne das eigene Wissen um die Prägungen kann es also passieren, dass wir unbewusst bestimmte Annahmen und Erwartungen, die durch unsere Prägungen sehr gut verständlich sind, auf andere Personen übertragen – wie bei einer Schablone. Und genau dieser Prozess der Übertragung macht es so schwierig, neue und korrigierende Beziehungserfahrungen mit anderen Menschen zuzulassen.

1.2 Teil 2: Wie kann ich die Mauer überwinden?

Nachdem Sie im ersten Teil des Buches also erfahren haben, durch welche Prägungen Ihr momentanes Erleben beeinflusst wird und welche »wunden Punkte« für Sie besonders wichtig sind, möchten wir Ihnen im zweiten Teil des Buches gezielt einige Strategien an die Hand geben. Diese sollen Ihnen helfen, zwischen alten negativen Prägungen und der aktuellen Situation besser unterscheiden zu lernen und Ihr Verhalten besser an Ihren heutigen Zielen orientieren zu können. So können Sie langfristig positive Erfahrungen zulassen und Ihre Mauer Schritt für Schritt überwinden. Wie bei der Beschreibung von Teil 1 finden Sie nachfolgend die wichtigsten Begriffe aus dem Teil 2 aufgelistet und erläutert.

Der Kiesler-Kreis. Gerade, wenn Sie sich schon lange nicht mehr hinter Ihrer Mauer hervorgewagt haben, kann es schwierig sein, einzuschätzen, wie man eigentlich selbst auf andere Menschen wirkt und wie diese auf einen reagieren. Der → *Kiesler-Kreis* (vgl. auch Kap. 5) hat sich hier als sehr hilfreiche Methode erwiesen: Er beschreibt allgemeines zwischenmenschliches Verhalten und Reaktionen anderer Menschen – denn wie man sich verhält, ist in den meisten Fällen nicht nur von einem selbst abhängig, sondern auch vom Gegenüber. Wie in der Physik, wo sich zwei gleich geladene Teilchen abstoßen und unterschiedlich geladene Teilchen anziehen, gibt es auch für das zwischenmenschliche Verhalten bestimmte Gesetzmäßigkeiten. Wenn Sie diese Zusammenhänge verstehen lernen, können Sie dieses Wissen gezielt einsetzen, um Ihre persönlichen Ziele zu erreichen und erleben sich nicht mehr als hilfloser Spielball der anderen.

Die Situationsanalyse. Mit der → *Situationsanalyse* beschreiben wir ein Werkzeug, mit dem Sie ganz genau nachvollziehen können, warum Sie sich eigentlich in bestimmten Situationen auf eine bestimmte Weise verhalten haben und Ihre Ziele vielleicht nicht erreichen konnten (vgl. auch Kap. 6). Standen Ihnen negative Gedanken im Weg? Hatten Sie vielleicht unrealistische Erwartungen, hatten Ihr Ziel nicht klar vor Augen oder haben Ihnen Ihre Prägungen einen »Strich durch die Rechnung« gemacht? Die Situationsanalyse ist ein sehr hilfreiches Werkzeug, um zu lernen, das eigene Verhalten besser zu verstehen und zu steuern – und so Ihre Ziele auch erreichen zu können!

Die interpersonelle Diskrimination. Diese Methode schließt direkt am Prozess der Übertragung an. → *Interpersonelle Diskrimination* kann man auch als »zwischen Menschen unterscheiden lernen« bezeichnen (vgl. auch Kap. 7). Hier geht es konkret darum, dass Sie immer wieder genau schauen, wie die Menschen heute in emotionalen oder schwierigen Situationen auf Sie reagieren, um diese Reaktion dann mit jener von Ihren Eltern oder anderen wichtigen Menschen in Ihrem Leben zu vergleichen. Wir hatten bereits gesagt, dass diese Prozesse häufig automatisch ablaufen und Ihnen gar nicht bewusst sind – wie ein lang ausgetretener Trampelpfad, den man doch immer wieder viel leichter findet als einen völlig neuen Weg oder einen Weg, den man noch nicht so häufig benutzt hat. Damit der »neue Weg« überhaupt eine Chance hat, ist es wichtig, sich vor allem zu Anfang auch ganz deutlich und bewusst vor Augen zu führen, dass Menschen sich anders – vielleicht positiver – verhalten, als Sie es aufgrund Ihrer Prägungen erwarten würden.

1.3 Teil 3: Was erwartet mich jenseits der Mauer?

Im dritten Teil des Buches möchten wir abschließend darauf eingehen, was Sie hinter der Mauer erwarten kann – wofür sich deren Überwindung lohnt, aber auch welche Risiken möglicherweise auftreten und wie Sie diesen begegnen können.

Je nachdem aus welcher Perspektive Sie dieses Buch lesen – als Betroffener, Angehöriger, als Interessierter, Selbsterfahrender oder auch als Therapeut – können Sie es natürlich auch ganz unterschiedlich und individuell verwenden. Vielleicht sind Sie einfach neugierig, was sich hinter dem Begriff CBASP verbirgt oder Sie wollen einfach mehr über sich und Ihren Umgang mit anderen Menschen erfahren. Vielleicht möchten Sie jedoch auch beginnen, eine wirklich schwere Depression mit Unterstützung dieses Buches und einer begleitenden Therapie zu überwinden. Wir möchten Sie in jedem Fall darauf hinweisen, dass dieses Buch alleine bei ernsthaften Beschwerden keine Therapie ersetzen kann: Einige der Inhalte und Übungen können sehr aufwühlend sein. Wir möchten Sie daher bitten, sich umgehend therapeutische Unterstützung zu suchen, wenn Sie feststellen, dass sich Ihr Zustand durch die Beschäftigung mit dem Buch und daher auch mit sich selbst deutlich verschlechtert. Eine gute

Möglichkeit ist auch, dieses Buch zur Überbrückung der Wartezeit bis zum Beginn einer Therapie, begleitend zu einer CBASP-Therapie oder als Nachbearbeitung zu nutzen.

In jedem Fall möchten wir Ihnen Mut und Hoffnung auf die Reise durch die nächsten Kapitel mitgeben, denn wir sind der festen Überzeugung, dass Ihnen die Kenntnisse und Strategien, die wir im Folgenden beschreiben, wirklich helfen können.

Teil 1

Zusammenhänge erkennen – Wie ist die Mauer um mich entstanden?

2 Habe ich eine chronische Depression? Mein Leben hinter der Mauer

Beispiel

Frau Rosenzweig erhielt das erste Mal die Diagnose »Depression«, als sie nach der Geburt ihrer Tochter in ein tiefes Loch fiel. Damals war sie sehr niedergeschlagen und traurig, grübelte den ganzen Tag und konnte kaum noch aufstehen. Am meisten aber litt sie unter Schuldgefühlen, dass sie sich wegen der Depression nicht so gut um ihre kleine Tochter kümmern konnte. Damals ging es ihr so schlecht, dass sie auch einige Monate stationär auf einer Mutter-Kind Station behandelt werden musste. Während dieser stationären Behandlung wurde Frau Rosenzweig klar, dass es ihr vorher zwar noch nie *so* schlecht gegangen war wie in diesem Moment, aber auch noch niemals wirklich richtig gut. Nach dieser schweren depressiven Episode erholte sie sich zwar wieder – wirkliche Lebensfreude habe sie aber weiter nicht empfinden können. Ihr Leben erlebe sie als einen täglichen anstrengenden Kampf. Sie sei fast immer erschöpft, unheimlich angespannt und ermüde schnell. Sie fühle sich meist wie hinter einer Mauer, abgetrennt von der Außenwelt …

So wie Frau Rosenzweig ergeht es vielen Menschen. Chronische Formen der Depression werden nämlich häufig erst spät erkannt – erst dann, wenn sich der Zustand so stark verschlechtert, dass die Betroffenen nicht mehr oder nur noch sehr schwer in ihrem Alltag zurechtkommen. Das eigentliche Leiden hat jedoch schon weit vorher begonnen. Damit Sie für sich selbst besser einschätzen können, ob und – wenn ja – unter welcher Form der Depression Sie leiden, haben wir Ihnen in diesem Kapitel die wichtigsten Informationen zum Thema → chronische Depression zusammengestellt.

2.1 Wie erkenne ich eine chronische Depression?

Ob eine Depression chronisch ist oder nicht, wird lediglich daran festgemacht, wie lange die depressiven Beschwerden bereits vorliegen. Eine chronische Depression ist also nicht prinzipiell eine andere Erkrankung als eine → episodische Depression, die nach einem bestimmten Zeitraum wieder vollständig abklingt. Daher stellen wir zunächst Symptombeschwerden der Depression allgemein dar und gehen dann im zweiten Abschnitt noch einmal genauer auf die chronische Depression ein (für nähere Informationen s. Hautzinger, 2010; Brakemeier et al., 2012).

2.1.1 Wie äußern sich Depressionen allgemein?

Um einschätzen zu können, ob bei einer Person eine depressive Erkrankung vorliegt, werden von Ärzten und Psychologen vor allem zwei Standardwerke benutzt. Das eine ist die von der Weltgesundheitsorganisation (WHO) verabschiedete *Internationale Klassifikation der Krankheiten* in momentan zehnter Auflage (auf Englisch *International Classification of Diseases,* daher die Abkürzung ICD-10), in der alle körperlichen und psychischen Erkrankungen, so eben auch die Depression, definiert sind. Das andere Klassifikationssystem wurde von der Amerikanischen Psychiatrischen Gesellschaft herausgegeben und beschäftigt sich nur mit psychischen Störungen: das Diagnostische und Statistische Manual psychischer Störungen, seit Mai 2013 in fünfter Auflage (DSM-5). Im europäischen Raum ist die Diagnostik nach ICD-10 verbindlich – in vielen Punkten ist das DSM allerdings genauer, deshalb werden von Experten häufig beide Systeme herangezogen.

Als zentrales Symptom der Depression wird die niedergeschlagene, traurige Stimmung angesehen, die einfach nicht mehr zu weichen scheint – deshalb werden depressive Erkrankungen zu den sogenannten *affektiven Erkrankungen,* das sind Störungen der Stimmung, gezählt. Dazu kommt, dass Menschen, die an einer Depression erkrankt sind, häufig das Interesse und die Freude an allem verlieren, was ihnen früher einmal Spaß gemacht hat und sich einfach zu nichts mehr aufraffen können. Diese drei Symptome (Traurigkeit, Interessensverlust, Antriebsminderung) werden auch als Leitsymptome der Depression bezeichnet, denn mindestens zwei davon müssen in einem bestimmten Zeitraum gleichzeitig vorhanden sein, damit von einem Experten eine Depression festgestellt werden kann. Daneben gibt es noch eine Reihe weiterer Symptome, die im Rahmen einer Depression häufig auftreten:

- **Auf der körperlichen Ebene:** Schlafstörungen, eine bedeutsame Gewichtsabnahme oder -zunahme, eine starke Unruhe oder aber das Gefühl, langsamer zu reagieren als früher, aber auch Schwindel, Kopf- oder Bauchschmerzen, Verlust oder Verminderung sexueller Lust
- **Auf der Gefühlsebene:** Hoffnungslosigkeit, Hilflosigkeit, Schuld- und Schamgefühle, ein Gefühl der Minderwertigkeit und Wertlosigkeit, Ängste, Gefühl der Überlastung
- **Auf der gedanklichen Ebene:** Schwierigkeiten sich zu konzentrieren oder alltägliche Entscheidungen zu treffen, Grübelgedanken, die einen nicht loslassen wollen, insgesamt sehr negative Gedanken über sich selbst und die Umwelt, wiederkehrende Gedanken an den Tod
- **Auf der Verhaltensebene:** Rückzug von Freunden und Bekannten, zunehmende Isolation von anderen Menschen, Aufgeben von Freizeitaktivitäten, häufige Krankschreibungen

Sie sehen bereits an dieser Liste möglicher Beschwerden auf ganz unterschiedlichen Ebenen, dass die Depression keine Erkrankung ist, die bei jedem Menschen in etwa gleich verläuft wie ein Schnupfen oder eine Grippe – eine Depression kann sich bei jedem ganz unterschiedlich äußern. Dies ist ein Grund, warum Depressionen häufig nicht oder erst spät entdeckt werden. Körperliche Symptome können leicht als körperliche Erkrankungen missverstanden werden, negative Gedanken und Gefühle werden der »Persönlichkeit« bzw. dem »Charakter« zugeschrieben. Zudem gibt es in der Gesellschaft leider immer noch Vorurteile gegenüber psychischen Störungen wie der Depression. Daher trauen sich einige Betroffene auch nicht, sich als Depressiver zu »outen« und versuchen alles dafür zu tun, um ihre Depression zu verstecken. So bleiben sie häufig mit ihren

Beschwerden allein und fühlen sich dadurch noch einsamer – wie hinter einer Mauer.

Beispiel

Zu Beginn der Behandlung ging die Therapeutin die eben genannten Symptome gemeinsam mit **Frau Rosenzweig** durch, wobei diese viele der Symptome wiedererkannte. Einerseits machte es Frau Rosenzweig sehr traurig, mit dieser Menge an Symptomen konfrontiert zu werden. Auch die Erkenntnis, wie lange sie die Depression eigentlich schon begleitet, hat sie sehr bedrückt. Auf der anderen Seite war sie aber auch erleichtert, ihrem langen Leiden endlich einen Namen geben zu können.
Als Teil ihrer Therapie hat Frau Rosenzweig die Symptome, unter denen sie leidet, auf einem Arbeitsblatt (vgl. Arbeitsblatt 2.1) zusammengestellt.

Wenn Sie für sich die Frage beantworten möchten, ob Sie aktuell eine Depression haben und welche Symptome auf Sie zutreffen, möchten wir Sie einladen, zunächst die Fragen im Kasten *Selbsttest: Könnte ich eine Depression haben?* zu beantworten – hier sind die wichtigsten Symptome einer Depression zusammengestellt. In einem weiteren Schritt können Sie, ähnlich wie Frau Rosenzweig, auf dem Arbeitsblatt 2.1 *Meine Symptome der Depression* die Beschwerden zusammentragen, unter denen Sie leiden. Dies hilft vielen Menschen mit einer Depression, ihrem Leiden ein »Gesicht« zu geben. Sie finden das Arbeitsblatt 2.1 auch in den Online-Materialien.

Selbsttest: Könnte ich eine Depression haben?

Lesen Sie sich bitte die folgenden Beschwerden durch und überlegen Sie, ob Sie innerhalb der vergangenen 2 Wochen oder auch schon länger mehr als die Hälfte der Tage unter diesen Beschwerden gelitten haben.

- Weniger Interesse oder Freude an Aktivitäten, die Ihnen früher Spaß gemacht haben ☐ Ja ☐ Nein

▶

- ▶ Gefühle der Niedergeschlagenheit, Bedrücktheit, Hoffnungslosigkeit ☐ Ja ☐ Nein
- ▶ Müdigkeit bzw. das Gefühl, keine Energie zu haben ☐ Ja ☐ Nein
- ▶ Schwierigkeiten, ein- oder durchzuschlafen, oder aber vermehrter Schlaf ☐ Ja ☐ Nein
- ▶ Verminderter Appetit oder aber übermäßiges Bedürfnis zu essen ☐ Ja ☐ Nein
- ▶ Schlechte Meinung von sich selbst; Gefühl, ein Versager zu sein ☐ Ja ☐ Nein
- ▶ Übermäßige Schuldgefühle ☐ Ja ☐ Nein
- ▶ Schwierigkeiten, sich auf etwas zu konzentrieren, z. B. beim Zeitunglesen oder Fernsehen ☐ Ja ☐ Nein
- ▶ Verlangsamung der Bewegungen bzw. der Sprache oder aber Ruhelosigkeit und verstärkter Bewegungsdrang ☐ Ja ☐ Nein
- ▶ Gedanken, lieber tot sein zu wollen bzw. Überlegungen, wie Sie sich umbringen könnten ☐ Ja ☐ Nein

Bedeutung. Wenn Sie *mindestens zwei* dieser Fragen mit Ja beantworten können, könnte bei Ihnen bereits eine leichte Depressionsform vorliegen. Allerdings möchten wir nachdrücklich darauf hinweisen, dass dieser Selbsttest keinen Arzt- oder Psychologenbesuch und keine genaue Diagnostik durch einen Fachmann ersetzt!

Arbeitsblatt 2.1 | Meine Symptome der Depression

Symptome auf der körperlichen Ebene, z. B. Schlafstörungen, Gewichtsabnahme oder -zunahme, Verdauungsschwierigkeiten, Herzklopfen, Kopfschmerzen, Müdigkeit, usw.:

____

____

____

____

Symptome auf der Gefühlsebene, z. B. Traurigkeit, Verzweiflung, Hoffnungslosigkeit, Gefühl der Gefühllosigkeit (so als ob man nichts mehr fühlt), Schuldgefühle, Schamgefühl, usw.:

____

____

____

____

Symptome auf der gedanklichen Ebene, z. B. Grübeln, negative Sichtweise über sich selbst und andere Menschen sowie die Zukunft, Schwierigkeiten, einen klaren Gedanken zu fassen, Konzentrationsschwierigkeiten, Gedanken an den Tod, usw.:

____

____

____

____

Symptome auf der Verhaltensebene, z. B. keine oder wenige Hobbys ausüben, keine oder wenige Freunde treffen, viel im Bett liegen, generell Interesse an Dingen verlieren, die früher Freude gemacht haben, genereller Rückzug, usw.:

____

____

____

____

2.1.2 Wie äußert sich eine *chronische* Depression?

Bereits zu Beginn dieses Kapitels haben wir beschrieben, dass nach der aktuell gängigen Auffassung das einzige Kriterium, was eine chronische Depression *formal* von einer nicht-chronischen Depression unterscheidet, die zeitliche Dauer ist. Hält eine Depression *länger als zwei Jahre* an, spricht man von einer chronischen Depression – oder wie im DSM-5 von einer *»persistierenden depressiven Störung«*. Wie Sie auch schon an unseren drei Fallbeispielen gesehen haben, leiden viele Betroffene bereits weit länger als zwei Jahre unter ihrer Depression. In einer Studie mit 70 chronisch depressiven Patienten, die alle in der Freiburger Universitätsklinik mit der stationären → CBASP-Therapie behandelt wurden (vgl. Brakemeier et al., 2011), haben wir feststellen können, dass diese im Durchschnitt bereits 10 Jahre an einer Depression gelitten haben, bevor sie die stationäre Behandlung antraten. Sie hatten also bereits einen sehr langen Leidensweg hinter sich. In Bezug auf den Verlauf und den Schweregrad lassen sich grob vier verschiedene Formen der chronischen Depression unterscheiden. In Abbildung 2.1 wird deren Verlauf exemplarisch dargestellt, im Folgenden werden die vier Formen kurz beschrieben:

(1) **Chronische depressive Episode:** Betroffene leiden über einen Zeitraum von mindestens zwei Jahren an einer voll ausgeprägten Depression. Das bedeutet, dass mindestens eines der Leitsymptome und insgesamt mindestens fünf der Symptome aus dem Selbsttest über diesen Zeitraum zutreffen und es in dieser ganzen Zeit keine wesentliche Besserung der Symptome gegeben hat.

(2) **Dysthymie:** Unter einer Dysthymie versteht man eine leichter ausgeprägte, aber lang andauernde depressive Erkrankung. Das heißt, dass nicht fünf, sondern etwa zwei bis drei der Symptome über den Zeitraum von mindestens zwei Jahren vorhanden sind.

(3) **Doppelte Depression:** Bei dieser Form der chronischen Depression entwickeln Betroffene, die an einer Dysthymie leiden, zusätzlich eine depressive Episode, sodass sie sich phasenweise noch schlechter fühlen. Die beiden Patienten aus den Fallbei-

spielen Frau Rosenzweig und Herrn Stubenrausch lassen sich in diese Kategorie einordnen.

(4) **Depressive Episode, die nicht vollständig zurückgeht:** Manche Betroffene, die an einer depressiven Episode erkranken, erleben auch, dass sich ihre Symptome zwar bessern, aber nicht vollständig zurückgehen. Bevor eine vollständige Heilung eintritt, entwickelt sich eine neue depressive Episode, sodass auch diese Patienten über einen längeren Zeitraum nicht mehr vollständig von der Depression genesen. Während seines stationären Aufenthalts erstellt Herr Preller mithilfe seiner Einzeltherapeutin einen Verlauf (auch Lebenslinie genannt) seiner Depression über sein bisheriges Leben, wobei deutlich wird, dass er die Kriterien für diese Kategorie erfüllt.

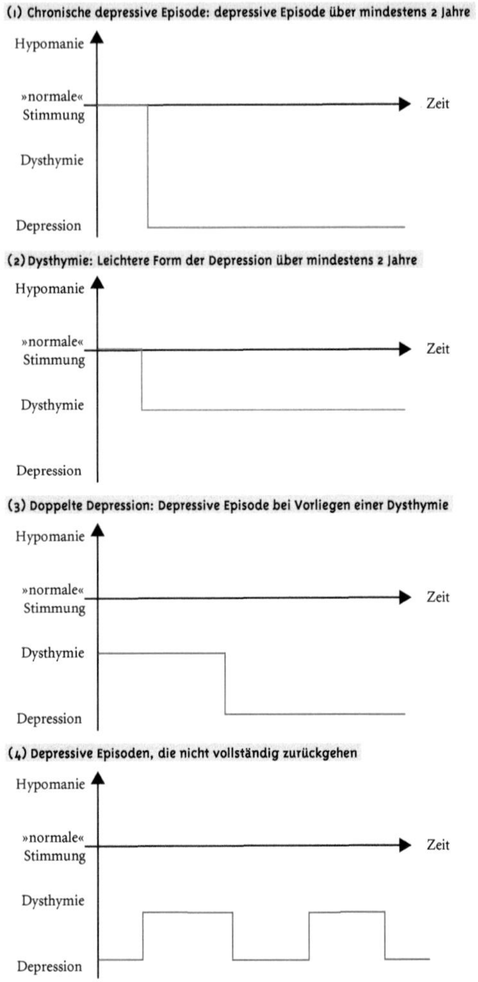

Abbildung 2.1 Vier verschiedene Formen der chronischen Depression. In dieser stark vereinfachten Darstellung ist das Ausmaß depressiver Symptome auf der Y-Achse und die Zeit auf der X-Achse abgebildet. Der Begriff Hypomanie in der Abbildung bezieht sich auf eine abgeschwächte Form der Manie. Manie ist das Gegenteil von Depression: Stimmung und Antrieb sind hier weit über dem Normalniveau. Eine Hypomanie ist wiederum durch eine leicht gehobene Grundstimmung und gesteigerten Antrieb gekennzeichnet. Da der Schwerpunkt dieses Buches aber die chronische Depression ist und nicht die sog. bipolaren Störungen, die sich durch einen Wechsel zwischen Manie und Depression auszeichnen, ist in dieser und den nachfolgenden Abbildungen die Manie nicht mit aufgenommen.

Beispiel

Herr Stubenrausch hat gemeinsam mit seiner Therapeutin anhand seiner Lebenslinie (vgl. Abb. 2.2) nachvollzogen, ab wann er sich erstmalig depressiv gefühlt hat und wie sich seine Symptome über seine Lebensspanne entwickelt haben. Es ist ihm gemeinsam mit der Therapeutin auch gelungen, einige Lebensereignisse wie den Tod des Vaters oder den Suizid des Bruders mit einer Verschlechterung seiner depressiven Symptome in Verbindung zu bringen. Auch hat es ihn sehr mitgenommen, noch einmal so klar vor Augen zu sehen, wie lange er sich nun eigentlich schon schlecht fühlt. Gleichzeitig hat es ihm jedoch auch geholfen, eine Verbindung zum äußeren Geschehen und diesen beiden sehr schmerzhaften und einschneidenden Ereignissen herzustellen.

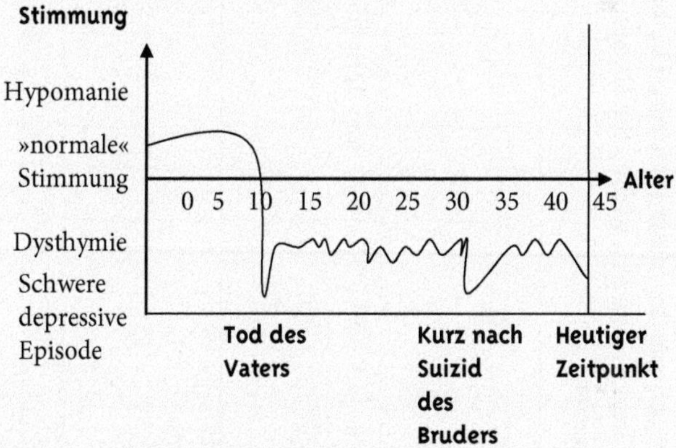

Abbildung 2.2 »Lebenslinie« Herr Stubenrausch: Entwicklung seiner Depression über die Lebensspanne.

Wo würden Sie sich einordnen? Im Arbeitsblatt 2.2 können Sie anhand Ihrer persönlichen »Lebenslinie« für sich nachvollziehen, ob, ab wann und in welchem Ausmaß Ihre Depression sich über Ihre Lebensspanne entwickelt hat und welche Ereignisse in Ihrem Leben damit in Verbindung stehen. Gab es besondere, schlimme oder auch freudige Ereignisse, die einen Einfluss auf Sie hatten? Auch das Arbeitsblatt 2.2 finden Sie in den Online-Materialien.

Arbeitsblatt 2.2	Meine persönliche Lebenslinie

Bitte zeichnen Sie mit einem farbigen Stift durch eine Linie ein, wann Sie sich in Ihrem Leben besonders gut (Hypomanie), normal (›Normale‹ Stimmung, also weder besonders gut noch besonders schlecht), leicht depressiv (Dysthymie) oder schwer depressiv (Schwere Depression) gefühlt haben. Bitte tragen Sie auch die Lebensereignisse im unteren Kasten ein, welche Sie als besonders positiv, negativ oder einschneidend erlebt haben oder derzeit erleben.

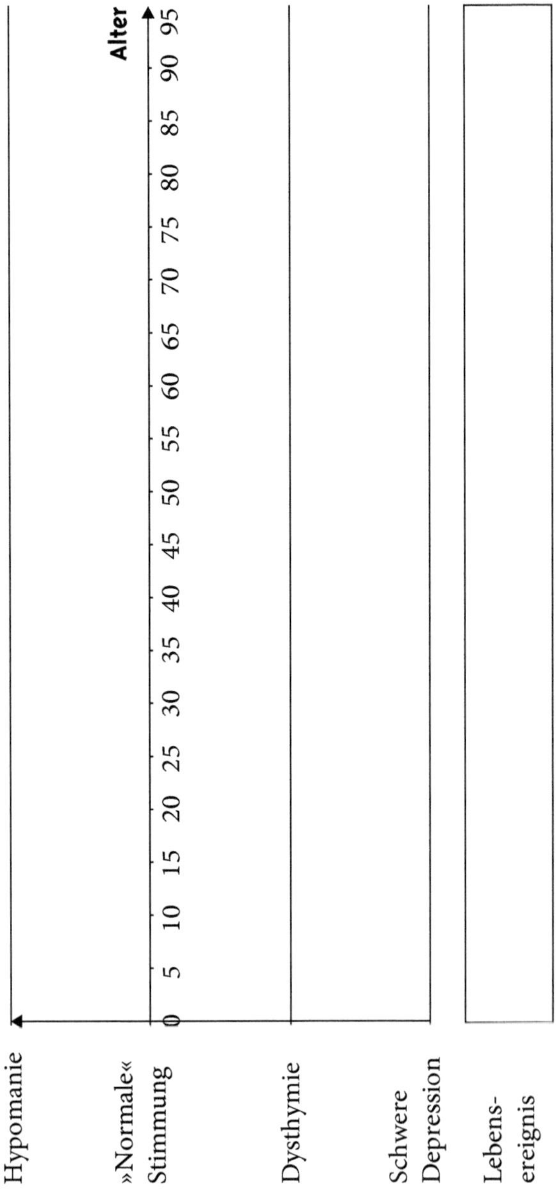

Ihre persönliche Lebenslinie können Sie selbstverständlich auch erstellen, wenn Sie sich derzeit nicht oder nur leicht depressiv fühlen. Die Depression lässt sich am besten auf einem Kontinuum abbilden von »gar nicht« bis »schwerst« depressiv. Jeder von uns kennt depressive Stimmungen und möglicherweise auch depressive oder melancholische Phasen im Leben – genau so wie die glücklichen Momente oder Phasen. Diese auf der Lebenslinie im Zusammenhang mit Ihren persönlichen Lebensereignissen abzubilden, kann für jeden von uns spannend und wertvoll sein.

2.2 Wie entsteht und verläuft eine chronische Depression?

Es erscheint nicht absehbar, dass Wissenschaftler eine einzige Ursache identifizieren werden, z. B. ein »Depressions-Gen« oder dergleichen, mit dem man dann die Entstehung und den Krankheitsverlauf einer Depression vorhersagen kann. Nach heutigem Wissensstand ist es vielmehr so, dass bei der Entwicklung einer depressiven Erkrankung immer mehrere Faktoren eine Rolle spielen. Wie bei einem Topf, der einfach irgendwann überkocht, wenn man zu viele Zutaten hineinwirft, wird auch bei der Depression irgendwann eine Schwelle überschritten, sodass die Krankheit ausbricht. Relevante Faktoren sind hierbei – auch, aber nicht nur – eine gewisse genetische bzw. familiäre Anfälligkeit, Persönlichkeitseigenschaften und vor allem Ereignisse des täglichen Lebens – dabei ist gleichermaßen an schwere Schicksalsschläge zu denken wie an alltägliche Dinge, die einem kontinuierlich das Leben schwer machen können. Auf biologischer Ebene gehen Depressionen mit einem Ungleichgewicht der Botenstoffe im Gehirn einher. Im Gegensatz zu diesen allgemeinen Faktoren haben Wissenschaftler in den letzten Jahren beobachtet, dass bei der chronischen Depression einige Punkte von besonderer Bedeutung sind:

- **Erkrankungsbeginn.** In der bereits erwähnten Studie mit den 70 stationären CBASP-Patienten war ein weiteres wichtiges Ergebnis, dass diese Patienten im Durchschnitt bereits mit 15 Jahren erste depressive Symptome gefühlt haben. Dies deckt sich mit anderen Forschungsergebnissen, die besagen, dass 80 % aller chronisch depressiven Menschen bereits während der Kindheit/ Jugend unter Depressionen in leichter oder schwerer Form gelitten haben.

- **Frühe traumatisierende Beziehungserfahrungen.** Aktuelle wissenschaftliche Untersuchungen legen nahe, dass ca. 70 bis 80 von 100 Patienten mit einer chronischen Depression in ihrer Kindheit und Jugend schmerzhafte und traumatisierende Beziehungserfahrungen gemacht haben. Auf derartige Beziehungserfahrungen werden wir sehr ausführlich im Kapitel 3 eingehen.
- **Erkrankungsverlauf und Behandlungen.** Aufgrund der längeren Erkrankungsdauer und dem frühen Beginn haben viele Betroffene schon häufig die Erfahrung machen müssen, dass eine medikamentöse oder traditionelle psychotherapeutische Behandlung, in die sie Hoffnung gesetzt hatten, nicht die erwünschte Wirkung erbrachte. Dementsprechend sind sie häufig misstrauischer und hoffnungsloser als andere Patienten, wenn es darum geht, sich einer weiteren Therapie zu unterziehen.
- **Genetische bzw. familiäre Anfälligkeit.** Bei chronisch depressiven Personen zeigte sich, dass häufiger mehrere Familienmitglieder unter Depressionen leiden als bei episodisch verlaufenden Depressionen.
- **Heilungschancen.** Anders als bei episodisch verlaufenden Depressionen, die sich in 50 von 100 Fällen auch ohne Behandlung nach einiger Zeit wieder bessern, geschieht dies bei chronischen Depressionen lediglich in 10 von 100 Fällen.
- **Suizidalität/Lebensmüdigkeit.** Patienten mit einer chronischen Verlaufsform scheinen häufiger Suizidversuche zu unternehmen als episodisch depressive Patienten und berichten auch über stärkere und länger andauernde Suizidgedanken. Allerdings unterscheidet sich die Anzahl ausgeführter Selbstmorde nicht zwischen den Gruppen.
- **Allgemeine Lebenssituation.** Nach dieser Auflistung verwundert es nicht, dass die chronische Depression mit größeren Problemen im alltäglichen Leben einhergeht. Studien geben Hinweise darauf, dass chronisch depressive Patienten seltener verheiratet sind, seltener eine feste Arbeitsstelle haben und auch häufiger bzw. früher

auf Unterstützung vom Staat (z. B. durch eine frühe Berentung) angewiesen sind als episodisch depressive Patienten.

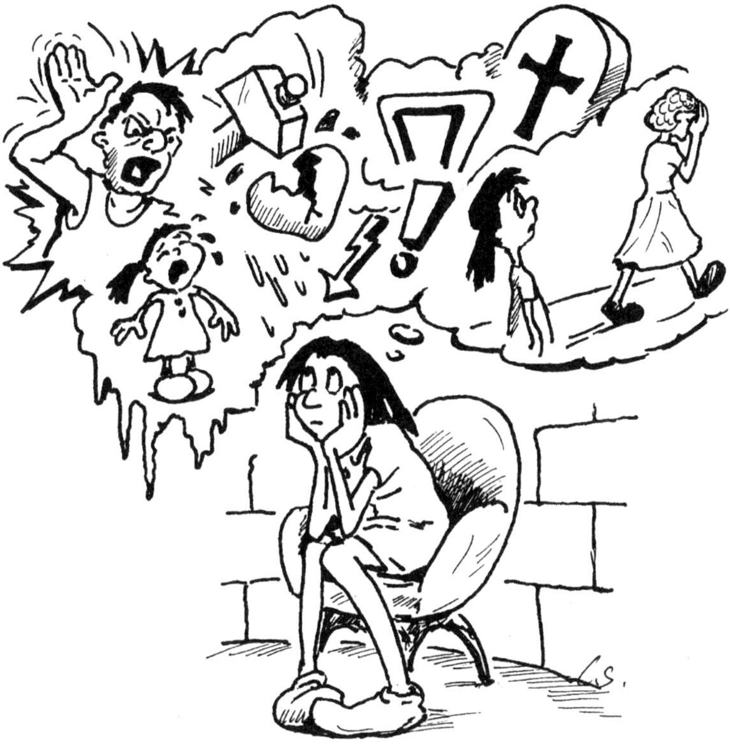

2.3 Wie häufig ist die chronische Depression?

Depressionen zählen zu den häufigsten psychischen Störungen: Aktuelle Untersuchungen liefern Hinweise darauf, dass derzeit ca. 4 Millionen Menschen in Deutschland von einer Depression betroffen sind. Man kann davon ausgehen, dass ca. 17 von 100 Menschen irgendwann einmal in ihrem Leben an einer depressiven Episode erkranken.

Bei den chronischen Verläufen sind solche Zahlen momentan noch etwas schwieriger zu bestimmen, weil es so viele unterschiedliche Formen gibt und die Diagnose außerdem auch noch relativ neu ist. Das bedeutet, dass auch noch nicht so viele wissenschaftliche Untersuchungen zu diesem Thema vorliegen. Es ist davon auszugehen, dass ca. 5 von 100 Personen irgendwann in ihrem Leben an einer chronischen Form der Depression erkranken. Neuere Schätzungen nehmen an, dass die Anzahl an chronischen Verläufen insgesamt eher zunimmt: Während man früher von 15 von 100 depressiven Personen ausging, scheinen mittlerweile rund 25 bis 30 von 100 Personen mit einer depressiven Erkrankung einen chronischen Verlauf zu erleiden. Betrachtet man Patienten in stationären klinischen Einrichtungen, ist diese Quote sogar noch etwas höher.

2.4 Wie sehen meine Besserungschancen aus?

In den vorangegangen Abschnitten haben Sie eine ganze Menge Informationen über Depressionen und vor allem die chronisch verlaufende Depression erhalten. Vielleicht haben Sie sich auch bereits mit sich selbst und Ihren eigenen Beschwerden auseinandersetzen können. Gerade in den letzten Abschnitten haben Sie einiges gelesen, was einem auch leicht den Mut nehmen kann – die chronische Depression scheint zumindest im Vergleich mit der episodischen Depression schlechter behandelbar, da viele Therapien bei chronischen Verläufen weniger gut wirken. Wir halten es für wichtig, dass Sie das wissen und sich ein realistisches Bild über die Erfolgschancen von traditionellen Therapien machen. Deshalb wollten wir Ihnen diese Informationen nicht vorenthalten. Aber gleichzeitig möchten wir Ihnen auch Mut machen, da die CBASP-Psychotherapie ja gerade für diejenigen Betroffenen entwickelt wurde, bei denen andere therapeutische oder medikamentöse Strategien versagt haben. Auch wenn es noch nicht so viele wissenschaftliche Studien zur Wirksamkeit von CBASP gibt, geben die bisherigen Ergebnisse doch allen Anlass zur Hoffnung. Auch die Erfahrungen, die wir tagtäglich in der Behandlung unserer Patienten gemacht haben, waren in vielen Fällen sehr positiv! Selbst Patienten, die sehr schwer krank waren und schon lange gelitten hatten, konnten wir mit CBASP erreichen. Wie bereits mehrfach betont, möchten wir Ihnen daher Hoffnung mitgeben und Mut machen, sich auf dieses Buch und auf CBASP einzulassen.

3 Wie entsteht eine chronische Depression aus psychologischer Perspektive? Unsere (frühen) Prägungen

Beispiel

Frau Rosenzweig denkt häufig darüber nach, warum sie eine derart schwere und chronische Depression entwickelt hat. Ist sie einfach nicht stark genug? Ist es ihr Fehler? Ist sie irgendwie selbst schuld daran? Oder liegt es eher an ihrer Kindheit? Ihr ist zwar klar, dass ihre Mutter sie früher nicht immer gut behandelt hat. Trotzdem ist der Gedanke für sie unerträglich, dass ihre Mutter »schuld« an ihrer Depression sein könnte. Da dieser Gedanken in letzter Zeit immer häufiger auftaucht, geht es ihr noch schlechter. Sie schämt sich dafür, die Schuld ihrer Mutter zu geben, denn sie will ja nicht schlecht über ihre Mutter denken. Es ist ja immerhin *ihre Mutter* … (vgl. auch die Zeichnung auf S. 45)

3.1 Wie ist die Mauer entstanden? Frühe traumatisierende Beziehungserfahrungen

Während der ersten Kapitel haben Sie sich vielleicht bereits Gedanken darüber gemacht, warum gerade Sie eine chronische Depression entwickelt haben, seit wann Sie darunter leiden und wie sich Ihre Beschwerden über Ihr gesamtes Leben entwickelt haben. Betroffene könnten sich beispielsweise folgende Fragen stellen:

- Haben bestimmte Lebensereignisse meine Beschwerden ausgelöst (z. B. eine Trennung oder Scheidung, ein Umzug, ein Arbeitsplatzwechsel, der Tod einer nahestehenden Person)?
- Liegt es an meinen derzeitigen Lebensumständen, dass ich die Depression nicht loswerde (z. B. konfliktreiche Partnerschaft, Stress am Arbeitsplatz, Gefühl der Einsamkeit)?

Oder liegen die Gründe tiefer:

- Sind die Ursprünge in meiner Kindheit zu sehen?
- Sind meine Eltern »schuld«?
- Habe ich die Depression geerbt?
- Bin ich einfach so?

Oder gar:

- Habe ich selbst Schuld, dass ich so depressiv bin?

Wie wir auch schon in Kapitel 2 kurz beschrieben haben, können die Ursachen für eine Depression sehr vielfältig sein und auch die Forschung ist noch längst nicht so weit, eindeutige Aussagen treffen zu können. Bei einer chronischen Depression gehen wir allerdings davon aus, dass die Ursachen für die Entstehung meist früh in der Kindheit zu suchen sind: Die meisten Menschen, die an einer chronischen Depression leiden, haben sich bereits als Kind oder Jugendliche depressiv gefühlt (vgl. Kap. 2).

James McCullough, der Begründer der CBASP-Therapie (vgl. Kap. 1), hat während seiner Arbeit mit den Patienten festgestellt, dass schwierige Erfahrungen mit anderen Menschen während der Kindheit und Jugendzeit dazu beitragen, dass sich eine Depression entwickelt. In der Forschung wird häufig der Oberbegriff der → *frühen traumatisierenden Beziehungserfahrungen* benutzt. Wahrscheinlich kennen Sie den Begriff »Trauma« eher im Zusammenhang mit einmaligen oder umrissenen Katastrophen – wie beispielsweise das Erleben von Naturkatastrophen (z. B. Tsunami, Erdbeben), Kriegserlebnissen, Überfällen, Terroranschlägen oder einer Geiselhaft. Auch das Erleben von sexuellem Missbrauch oder körperlicher Gewalt kann zu einem Trauma oder einer Traumatisierung führen. Wenn ein Kind sexuell missbraucht oder immer wieder geschlagen wird, werden ihm aktiv schlimme Handlungen zugefügt, welche das Kind verletzen und langfristige negative Auswirkungen auf das Leben und Erleben des Kindes haben können. Jedoch scheinen auch »Unterlassungen« traumatisierend zu wirken: Wenn ein Kind beispielsweise einen erheblichen Mangel, also ein »zu wenig« an Liebe, Wärme, Fürsorge oder auch zu wenig Essen, Kleidung oder medizinische Versorgung erhält, kann dies auch schmerzhaft und verletzend sein. Wir haben die Erfahrung gemacht, dass gerade derartige Vernachlässigungen oder Unterlassungen in der Kindheit bei unseren chronisch depressiven Patienten besonders häufig vorkommen.

Im folgenden Kasten finden Sie Aussagen von den Menschen, die wir im Rahmen der CBASP-Therapie behandelt haben. Die Aussagen lassen sich vier unterschiedlichen Arten von »frühen traumatisierenden Beziehungserfahrungen« zuordnen. Kommen Ihnen einige davon vertraut vor, da Sie in Ihrer Kindheit oder Jugendzeit Ähnliches – vielleicht ja auch in abgeschwächter Form – durchgemacht oder miterlebt haben?

Beispiele für unterschiedliche Arten früher traumatisierender Beziehungserfahrungen

(1) Emotionale Vernachlässigung

- »Ich hatte immer das Gefühl, nicht wichtig zu sein.«
- »Auf meine Wünsche ging meine Mutter ganz selten ein. Ich musste immer das machen, was sie wollte.«
- »Für meinen Vater habe ich quasi nicht existiert. Er hat nie Notiz von mir genommen, egal was ich gemacht habe.«
- »Mich hat nie jemand in den Arm genommen.«
- »Ich bin quasi wie im Kühlschrank aufgewachsen.«
- »Liebe und Wärme? Das sind Fremdwörter für mich – als Kind wusste ich gar nicht, was das ist.«
- »Als mittleres Kind bin ich ›untergegangen‹ daheim. Es war immer nur wichtig, was die Große und das Nesthäkchen machten.«

(2) Emotionaler Missbrauch

- »Meine Mutter wollte mich nicht und das hat sie mich so oft spüren lassen.«
- »Ich bin ein unerwünschtes Kind.«
- »Ich musste immer für meine Mutter da sein, denn sie litt auch an Depressionen. Für mich war sie fast nie da.«
- »Bei den ganzen Streitereien meiner Eltern versuchten sie immer, mich auf ihre jeweilige Seite zu ziehen.«
- »Nach der Trennung meiner Eltern hat mich mein Vater so behandelt, als wäre ich seine Frau bzw. die Mutter meiner Geschwister.«

- »Ich glaube, dass meine Eltern mich richtig gehasst haben.«

(3) Körperliche Vernachlässigung

- »Ich musste oft dreckige Kleidung tragen.«
- »Ich hatte immer schrecklich altmodische Kleider, sodass die anderen Kinder sich über mich lustig gemacht haben.«
- »Ich hatte nicht immer genug zu essen.«
- »Wenn ich krank war, habe ich nie Medikamente bekommen – auch war ich eigentlich nie beim Arzt.«

(4) Körperlicher Missbrauch

- »Ich habe sehr häufig Schläge bekommen – oft wusste ich nicht, warum.«
- »Mein Vater (meine Mutter, etc.) haben mich oft windelweich geschlagen.«
- »Vor allem wenn meine Vater wieder zu viel getrunken hatte – und das kam oft vor – hat er mich einfach so grün und blau geschlagen.«

(5) Sexueller Missbrauch

- »Ich wurde als Kind/Jugendliche sexuell missbraucht.«
- »Ich musste Dinge tun (wie z. B. den Penis meines Vaters anfassen), die ich nicht tun wollte.«
- »Mein Vater etc. hat mich an Körperteilen/im Intimbereich berührt, was mir unangenehm war.«

(6) Verlust eines Elternteils

- »Mein Vater ist gestorben als ich 10 Jahre alt war, ganz plötzlich an einem Herzinfarkt. Zuvor hat er zwar viel gearbeitet, aber er war der einzige Mensch, der lieb zu mir war. Ich habe ihn so schmerzhaft vermisst …«
- »Meine Mutter war plötzlich nicht mehr da. Erst später hat mir meine Tante erzählt, dass sie sich umgebracht hat.«
- »Meine Eltern haben sich getrennt, als ich 10 war. Danach hat sich mein Vater nie wieder bei mir gemeldet.«
- »Ich bin bei Adoptiveltern/einer Pflegefamilie/meiner Oma (etc.) groß geworden. Meine leiblichen Eltern kenne ich kaum (oder gar nicht).«

Diese traurigen Zitate geben Einblicke in Erlebnisse und Erfahrungen, die nachvollziehbarerweise Auswirkungen auf das hilf- und schutzlose Kind, aber auch auf das spätere Leben als Erwachsener haben. Studienergebnisse anderer Wissenschaftler und auch unsere Studien mit den CBASP-Patienten geben Hinweise darauf, dass bei chronisch depressiven Menschen insbesondere die frühen Traumatisierungen in den Bereichen emotionale Vernachlässigung und emotionaler Missbrauch stattfanden – aber auch die anderen Bereiche, insbesondere der körperliche Missbrauch, kommen oft vor. Auch berichten uns viele Patienten, dass mindestens ein Elternteil alkoholabhängig war. Haben Sie auch solche oder ähnliche schmerzhafte Erfahrungen machen müssen?

Die Zitate zeigen eindrucksvoll, warum es für manche Kinder wichtig, ja manchmal sogar überlebenswichtig ist, zwischen sich selbst und der Umwelt eine Art *Mauer* zu errichten. Die Mauer bietet Schutz vor Verletzungen, Demütigungen, Angriffen, aber auch vor Vernachlässigungen, Gefühlen der Einsamkeit und Isolation. Hinter der Mauer kann sich das Kind zurückziehen, sich sicherer fühlen und in der eigenen Welt leben. Unser Fallbeispiel Herr Preller, der sehr oft und heftig von seinem alkoholabhängigen Vater geschlagen wurde, hat – anstatt das Wort Mauer zu benutzen – von einem »Panzer« gesprochen, den er sich früh zum Schutz »angezogen« hat, um die heftigen Schläge zu »überleben«. Ein anderer Patient erzählte uns, dass er sich seit dem Jugendalter wie unter einer »Glasglocke« fühle. Sein Vater habe ihn nur beschimpft und gedemütigt, seine Mutter habe ihn für ihre Anliegen benutzt. Er selbst habe nie das Gefühl gehabt, geliebt zu werden, sondern nur, dass er sich schützen müsse und dass Menschen ihm nicht gut tun würden. Daher sei er als Jugendlicher unter diese Glasglocke geschlüpft, wo er bis zur CBASP-Therapie isoliert und distanziert die Welt beobachtet hatte – ohne sich als Teil der Welt zu fühlen.

Egal, ob das Bild der Mauer, des Panzers, der Glasglocke oder ein ganz anderes für Sie passend erscheint, das Gefühl, »abgetrennt« von der Umwelt, einsam und isoliert zu sein, werden Sie wahrscheinlich in mehr oder weniger intensiver Ausprägung kennen. Daher wollen wir im folgenden Abschnitt noch genauer betrachten, wie das konkret bei Ihnen passiert ist – sprich, wie und wann die Mauer, der Panzer, die Glasglocke genau entstanden sind.

Über Frau Rosenzweig haben Sie zu Beginn des Kapitels erfahren, dass sie sehr starke Schuldgefühle hat, wenn sie »schlecht« über ihre Mutter denkt – schließlich ist es doch *ihre Mutter!* Keinem Menschen fällt es leicht, seine Eltern oder nahestehende Personen zu verurteilen. Das sollen Sie auch gar nicht! In vielen Fällen ist es so, dass die misshandelnden, strafenden oder vernachlässigenden Personen selbst sehr viel durchmachen mussten oder gar selbst an psychischen Störungen wie der Depression gelitten haben oder leiden. Sie wissen oft nicht, wie sie anders hätten handeln können. Das ist natürlich keine Ent*schuld*igung – es ist uns aber sehr wichtig, dass es im Rahmen der CBASP-Therapie nicht darum geht, irgendjemandem die *Schuld* für die eigenen Probleme zu geben. Wir möchten Ihnen vielmehr helfen zu verstehen, wie Sie zu der Person geworden sind, die Sie heute sind. Für dieses Verständnis ist es sehr wichtig, sich auch mit alten Wunden auseinanderzusetzen, damit Sie in Zukunft frei entscheiden können, wie Sie handeln wollen und nicht von Ihrer Vergangenheit »ferngesteuert« werden.

3.2 Wer sind unsere prägenden Bezugspersonen?

Um noch besser verstehen zu können, wo die eigenen wunden Punkte liegen, ist es sehr wichtig, sich mit Beziehungserfahrungen aus der Kindheit und Jugend auseinandersetzen. Sollte dies für Sie sehr schwierig und womöglich traumatisierend sein, raten wir Ihnen, dies gemeinsam mit einem Therapeuten im Rahmen einer längeren Therapie zu tun. Diese Arbeit kann nämlich sehr intensiv und aufwühlend sein. Suchen Sie sich daher bitte unbedingt Hilfe, wenn Sie merken, dass es Ihnen durch das Nachdenken über Ihre frühen Beziehungserfahrungen deutlich schlechter geht. Hilfreiche Adressen finden Sie in den Anhängen 1 bis 3 in diesem Buch. Es kann jedoch auch sein, dass Sie diesen nächsten Schritt als interessant und hilfreich erleben und ihn auch ohne therapeutische Hilfe gemeinsam mit diesem Buch gehen können.

Die Beschäftigung mit unseren Prägungen kann natürlich auch für alle Menschen spannend und hilfreich sein, denn die philosophische Frage: *Warum bin ich der Mensch, der ich bin?* hat die Menschheit immer schon fasziniert und beschäftigt. Zudem hat vermutlich niemand von uns ausschließlich positive Beziehungserfahrungen erlebt. In unseren Workshops und Seminaren, in denen wir Therapeuten die CBASP-Therapie näher bringen, versuchen wir immer das Finden der persönlichen Prägungen als Selbsterfahrungsübung zu integrieren. Gerade Psychotherapeuten, die so intensiv mit Patienten arbeiten, sollten auch ihre wunden Punkte, ihre Prägungen, kennen.

Bei diesem Schritt beschäftigen wir uns jetzt also mit der Frage, wofür Sie Ihre Mauer oder Ihren Panzer gebraucht haben und gehen dorthin zurück, wo das Fundament gelegt wurde. Dabei haben wir ein klares Ziel vor Augen: Wir wollen Ihnen helfen, die Mauer zu überwinden! Wichtig ist also nicht jedes einzelne Detail, sondern es zählen nur die Erfahrungen aus Ihrem Leben, die uns helfen zu verstehen, wie die Mauer entstanden ist und heute aussieht. Unsere Patienten und wir finden diese Art und Weise, wie die Kindheit in die Therapie einbezogen wird, sehr hilfreich: In CBASP wird nicht stundenlang »nur« über die Kindheit geredet, sondern es wird von Beginn an der Bezug zur Gegenwart und zu den heutigen Problemen hergestellt. Daher mag es passieren, dass Sie durch diese Arbeit auch Ihre heutigen Probleme aus einer anderen Perspektive sehen und Zusammenhänge zwischen Lebenserfahrungen und Ihren heutigen Problemen herstellen können. Dies kann Ihnen in Folge dabei helfen, besser zu verstehen, warum Sie so sind, wie Sie sind. Und diese Erkenntnisse können Ihnen im Anschluss helfen, leichter heutiges problematisches Verhalten und nicht-hilfreiche Gedanken nach Ihren Wünschen und Zielen zu verändern (vgl. Kap. 5, 6 und 7) – doch lassen Sie uns dem Motto dieses Buches treu bleiben und langsam Schritt für Schritt vorgehen und mit der nächsten Übung in Ruhe beginnen.

Liste prägender Bezugspersonen. Mit der folgenden Übung möchten wir Ihnen helfen, die sogenannte *Liste prägender Bezugspersonen* zu erstellen. Wenn Sie die nächsten Zeilen lesen, können Sie sich auch vorstellen, dass entweder eine Ihnen nahestehende Person, der

Sie vertrauen, oder eben auch ein Therapeut diese Worte zu Ihnen spricht. Mit diesen oder ähnlichen Worten würde nämlich auch ein CBASP-Therapeut diese Übung einleiten:

Übung

»Lassen Sie uns nun auf Ihr Leben zurückblicken und die Menschen benennen, die Ihrer Meinung nach den größten Einfluss auf die Gestaltung Ihres Lebensweges bzw. Ihrer Persönlichkeit hatten. Diese Menschen nennen wir die prägenden Bezugspersonen – oder auch im Englischen die »Big Player« (die »großen Spieler«) Ihres Lebens. Diese prägenden Bezugspersonen sind also mehr als »nur« Freunde und Bekannte. Es sind Menschen, die bei Ihnen sozusagen eine Prägung oder einen Stempel hinterlassen haben und deren Einfluss Ihr Leben und Ihre Persönlichkeit bis heute geformt hat. Diese Einflüsse können gut oder schlecht bzw. schmerzhaft oder hilfreich gewesen sein. Manchmal sind die Einflüsse auch zwiespältig: Beispielsweise wenn eine Beziehung erst sehr schön war, aber dann durch ein plötzliches Ende – wie ein Tod oder eine unvorhergesehene Trennung – doch etwas Negatives hängen bleibt. Meist sind dies Menschen aus unserer Kindheit wie die Eltern, Großeltern, Geschwister oder andere Bezugspersonen. Es können aber darüber hinaus auch Menschen aus der Jugend oder dem frühen Erwachsenenleben sein – wie zum Beispiel ein erster bester Freund, ein wichtiger Lehrer oder der erste Partner. Schließlich können die Bezugspersonen auch aus dem heutigen Leben kommen wie Ihr derzeitiger Partner, Ihre Kinder, Ihr Chef, derzeitige Arbeitskollegen oder wichtige aktuelle Freunde. Bitte nennen Sie jetzt diese Personen, wobei es nicht mehr als sechs sein sollten.«

Wenn Sie möchten, können Sie Ihre prägenden Bezugspersonen in dem Arbeitsblatt 3.1 in den Online-Materialien in der ersten Spalte untereinander notieren. Bitte beachten Sie, dass auch verstorbene Personen auf diese Liste gehören, denn gerade verstorbene Angehörige oder Freunde hinterlassen Spuren in uns, die sich sehr schmerzhaft und negativ prägend ausbilden können – insbesondere, wenn die Person durch Suizid verstorben ist (wie der Bruder von Herrn Stubenrausch). Bei der Zusammenstellung der prägenden Bezugspersonen äußerte Frau Rosenzweig, dass auch ihr Hund eine wichtige »Bezugsperson« für sie sei. Er gäbe ihr Wärme und das Gefühl, gebraucht zu werden. Besonders wichtige Haustiere können auf die Liste kommen, möglichst jedoch gemeinsam mit anderen Menschen. Dass vor allem Personen auf der Liste stehen sollten, liegt daran, dass wir im weiteren Verlauf immer wieder auf die Personen dieser Liste zu sprechen kommen (vgl. Kap. 7). Sie werden dann sehen, dass es hilfreicher ist, konkrete Menschen benannt zu haben als Tiere oder abstrakte Gebilde (wie bspw. eine Partei oder Gott).

Vielleicht fragen Sie sich, warum es nicht mehr als sechs Personen sein sollen? Diese Begrenzung dient dazu, genau zu überlegen, wer die wichtigsten Personen sind, also die, die unser Leben wirklich ganz entscheidend bis heute beeinflusst haben. Sollten Sie jetzt aber 7 oder 8 im Kopf haben, können Sie diese selbstverständlich auch alle aufschreiben – es sollten nur nicht 20 oder 30 sein! Aus unserer Erfahrung nennen die meisten Menschen zwischen 4 und 5 Personen.

Setzen Sie sich an dieser Stelle bitte nicht unter Druck, dass Sie jetzt sofort Ihre prägenden Bezugspersonen festlegen müssen. Dieses Buch versteht sich ja als Begleitbuch, sodass Sie im weiteren Verlauf auch immer wieder überlegen können, wer diese Menschen sind. In jedem Fall empfiehlt es sich, dass Sie Ihre Eltern auf die Liste nehmen – ganz unabhängig davon, ob Sie mit diesen aufgewachsen sind oder nicht, wie im Fallbeispiel von Frau Rosenzweig.

Beispiel

Frau Rosenzweig fällt die Zusammenstellung wichtiger Bezugspersonen nicht leicht. Es gibt viele Menschen, die im Laufe ihres Lebens wichtig für sie waren – aber welche hatten nun wirklich einen entscheidenden Einfluss darauf, wie sie heute ist? Was ist zum Beispiel mit ihrer Tochter, dem Vater der Tochter, ihrem Hund? Gemeinsam mit ihrer Therapeutin entscheidet sie sich für vier Personen: ihre Mutter, ihr Stiefvater, ihren besten Freund ►

sowie eine Jugendfreundin, die sie schon sehr lange kennt. Nachdem die Therapeutin sie darauf aufmerksam macht, dass auch Personen, die eben nicht da waren, aufgenommen werden können, nimmt Frau Rosenzweig ihren Vater auch noch mit auf die Liste – auch wenn sie ihn niemals kennengelernt hat.

Herr Stubenrausch fällt zunächst so recht niemand ein, der seinen Lebensweg wirklich beeinflusst haben soll – schließlich hat er sich bereits ziemlich früh – im Alter von 10 Jahren – hinter seine Mauer zurückgezogen. Nach einiger Überlegung schreibt er seine Mutter, seinen verstorbenen Vater, den verstorbenen Bruder und seine Ehefrau auf.

3.3 Welche Prägungen haben die wichtigen Bezugspersonen bei uns hinterlassen?

Allein die Beschäftigung mit der Frage, welche Personen im eigenen Leben eigentlich eine Rolle gespielt haben, kann sehr schmerzhaft sein – wie zum Beispiel im Fall von Herrn Stubenrausch, der zunächst feststellen musste, dass es eigentlich niemanden gibt, der es wirklich geschafft hätte, seine innere Mauer zu durchbrechen. Der nächste Schritt kann noch intensiver werden, da es jetzt darum geht, herauszufinden, wie der Einfluss dieser wichtigen Personen nun eigentlich konkret aussah und was Sie davon noch heute begleitet. Das erscheint wahrscheinlich zunächst einmal als eine recht abstrakte und schwierige Aufgabe. Möglicherweise kommen Ihnen eine ganze Menge Erinnerungen, die vielleicht auch sehr schmerzhaft sind. Aber welche Erlebnisse und Erfahrungen haben Spuren hinterlassen, die Sie bis heute verfolgen? Welche Erlebnisse und Erfahrungen haben die Mauer mit aufgebaut oder verfestigt?

Im Folgenden stellen wir zunächst dar, wie unsere drei Patienten ihre Prägungen in ihren CBASP-Psychotherapien gefunden haben. Das Verfolgen dieser Prozesse kann Ihnen helfen, anschließend mit unserer Unterstützung Ihre persönlichen Prägungen zu formulieren.

3.3.1 Die Prägungen der drei Fallbeispiele

Beispiel

Frau Rosenzweig. Das Formulieren der Prägungen ist für Frau Rosenzweig schwierig, aber auch sehr hilfreich, um zu verstehen, warum sie heute so ist, wie sie ist. Sie ist auch erleichtert festzustellen, dass sie niemandem die Schuld zuschieben muss. Allerdings dauert es lange, die endgültigen Sätze zu formulieren – Frau Rosenzweig hat große Bedenken, etwas Falsches aufzuschreiben. Als sie von ihrer Therapeutin darauf aufmerksam gemacht wird, dass dieses Verhalten ja auch zu der Prägung ihrer Mutter passe, muss sie sogar schmunzeln. Da die Mutter immer so streng gewesen sei und viel geschimpft hätte, hat sie sich früh hinter ihrer Mauer versteckt – sie hat sich genau wie das kleine Mädchen in der Zeichnung gefühlt.

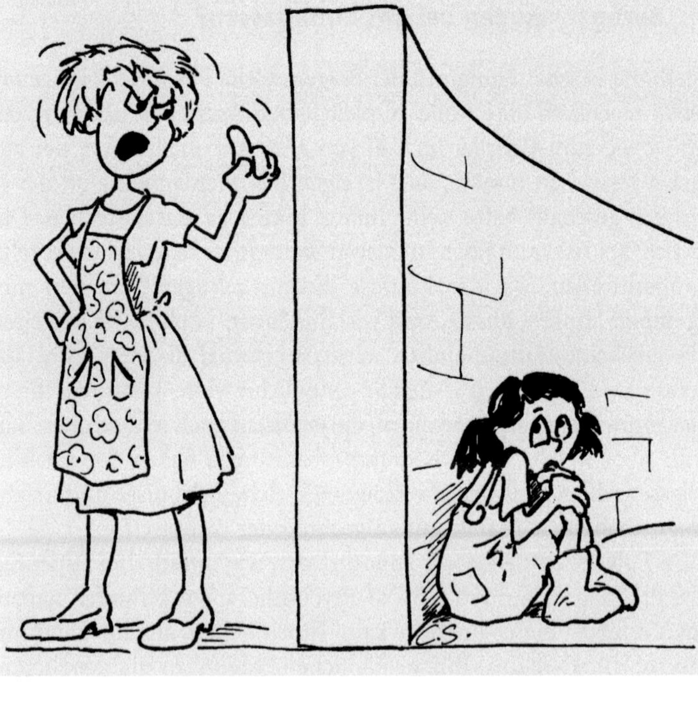

Wenn sie doch hinter ihrer Mauer hervor kommen musste, war sie sehr bemüht, ja keine Fehler zu machen, damit die Mutter nicht wieder schimpft. Und dieses Verhalten kennt sie bis heute, womit ihre Mutter-Prägung gefunden ist. In Tabelle 3.1 sind die Prägungen von Frau Rosenzweig zusammengefasst.

Tabelle 3.1 Die Liste prägender Bezugspersonen von Frau Rosenzweig

Prägende Bezugsperson	Zusammenfassung der Besprechung	Prägung
(1) Mutter	Nichts, was ich getan habe, war gut genug. Ich musste immer funktionieren und durfte mir keine Fehler erlauben. Wenn ich doch etwas falsch gemacht habe, wurde sie sehr ärgerlich. Für mich und meine Probleme hat sie sich ansonsten nie interessiert.	Ich darf keine Fehler machen und muss mich ständig kontrollieren.
(2) Stiefvater	Ich habe mich vor ihm geekelt. Er hat mich manchmal in den Arm genommen. Das war schrecklich, denn er stank nach Rauch und Schweiß. Dann hat er auch komisch meine Busen angefasst, ich fühlte mich ihm total ausgeliefert und konnte mich nicht wehren.	Ich bin wehrlos.
(3) Bester Freund Tom	Ich kenne ihn, seitdem ich 20 bin. Er ist sehr verständnisvoll und immer für mich da, ohne etwas zu erwarten. Bei ihm fühle ich mich wohl, ihm fühle ich mich nah. Er hat seit fast 10 Jahren einen festen Partner, den ich auch mag.	Es gibt freundschaftliche Nähe für mich.
(4) Langjährige Freundin Anna	Gerade als ich mich bei ihr sicher gefühlt habe, hatten wir einen schlimmen Streit, bei dem ich bis heute nicht weiß, was ich eigentlich getan habe. Danach war unsere Freundschaft nicht mehr dieselbe.	Von Menschen, die mir wichtig sind, werde ich verletzt.

▶

Tabelle 3.1 (Fortsetzung)

Prägende Bezugsperson	Zusammenfassung der Besprechung	Prägung
(5) Vater	Er hat es nie für nötig gehalten, mich kennenzulernen. Unterhalt hat er auch nicht gezahlt. Ich war ihm nicht wichtig genug.	Ich bin nicht wichtig genug, um jemanden zu interessieren.

Beispiel

Herr Stubenrausch und Herr Preller. Auch für Herrn Stubenrausch und Herrn Preller war es zunächst aufwühlend, dann jedoch auch sehr hilfreich und entlastend, die Prägungen zu formulieren. In den nächsten beiden Tabellen können Sie verkürzt dargestellt verfolgen, wie beide aufgrund der Besprechung zu den Prägungen ihrer Bezugspersonen gekommen sind.

Tabelle 3.2 Die Liste prägender Bezugspersonen von Herrn Stubenrausch

Prägende Bezugsperson	Zusammenfassung der Besprechung	Prägung
(1) Mutter	Sie war wie eine Fremde, sehr kühl und distanziert. Wenn ich alles so gemacht habe, wie sie wollte, war alles okay. Wenn ich aber mal Probleme hatte oder gar geweint habe, dann hat sie mich beschimpft oder ist einfach weggegangen. Am Schlimmsten war das nach dem Tod meines Vaters, selbst da durfte ich nicht weinen.	Ich darf keine Schwächen zeigen (insbesondere nicht weinen), denn dann werde ich abgelehnt.
(2) Vater	Er war die einzige positive Person in meiner Kindheit. Er hat sich für mich interessiert, mich auch mal in den Arm genommen und mich getröstet. Aber dann war er plötzlich weg, ich habe mich so unglaublich allein gefühlt – und dann musste ich ja auch alles allein durchstehen.	Beziehungen sind nicht von Bestand. Ich bin alleine und muss mich durchkämpfen.

▶

Tabelle 3.2 (Fortsetzung)

Prägende Bezugsperson	Zusammenfassung der Besprechung	Prägung
(3) Älterer Bruder	Ich hatte mir so gewünscht, einen starken und mutigen älteren Bruder zu haben, der mich beschützt und mir alles beibringt. Aber mein Bruder war das Gegenteil: Er war auch schon früh depressiv, konnte weder sich noch mich beschützen und hat mir auch nicht helfen können. Und dann hat er sich vor 15 Jahren umgebracht, ich habe mich danach ganz allein gelassen gefühlt.	Ich kann mich nicht wehren und muss alles allein aushalten.
(4) Meine Frau	Sie ist das Beste, was mir in meinem Leben passiert ist. Zu ihr spüre ich eine Art Nähe, vor allem wenn wir gemeinsam Musik machen oder in der Natur sind. Aber meine Probleme vertraue ich ihr auch nicht an – und weinen würde ich auch nicht vor ihr, also bleibt das Gefühl des Alleinseins auch bei ihr.	Es gibt zwar Nähe für mich, aber letztlich fühle ich mich allein.

Tabelle 3.3 Die Liste prägender Bezugspersonen von Herrn Preller

Prägende Bezugsperson	Zusammenfassung der Besprechung	Prägung
(1) Vater	Er hat mich sehr oft angeschrien. Die Gründe konnte ich meist nicht nachvollziehen. Am schlimmsten war es, wenn er betrunken war: Dann hat er mich grün und blau geschlagen. Er hat alles dafür getan, dass ich nicht nach meinen Wünschen leben kann. Hätte ich mich nicht gewehrt, hätte ich wahrscheinlich gar keinen Schulabschluss.	Nur wenn ich mich wehre, kann ich überleben – wenn ich mich nicht wehre, werde ich massiv bestraft.

▶

Tabelle 3.3 (Fortsetzung)

Prägende Bezugsperson	Zusammenfassung der Besprechung	Prägung
(2) Mutter	Sie war selbst schwer depressiv und völlig abgeschottet von uns allen. Sie hat mich nie beschützt vor meinem Vater. Für mich, meine Probleme, meine Sorgen war sie nie da – als Mutter leider ein Komplett-Ausfall!	Von Frauen habe ich nichts zu erwarten.
(3) Ältester Bruder	Da sich unsere Eltern nicht um uns gekümmert haben, waren wir aufeinander angewiesen. Wir haben viel gekämpft und gestritten, es herrschte ein Machtkampf zwischen uns. Ich musste immer stark sein, sonst wäre ich untergegangen.	Der Stärkste setzt sich durch. Ich darf keine Schwäche zeigen.
(4) Ex-Frau	Sie hat mich zwar geheiratet, aber bestimmt nur, weil sie es toll fand, einen Professor zu heiraten. Geliebt hat sie mich wohl nie, wahrscheinlich wollte sie nur mein Ansehen. Ich habe mich nur ausgenutzt gefühlt.	Von Frauen kann ich wirklich nichts erwarten.

Wie Sie an den Beispielen erkennen können, ist es hilfreich, die Prägungen in Gegenwartsform (Präsens) und in Ich-Form zu formulieren. Die Bezugsperson selbst sollte nicht mehr in dem Satz auftauchen.

3.3.2 Wie lauten Ihre Prägungen?

Wenn Sie möchten, können Sie sich nun auch intensiver mit Ihren prägenden Bezugspersonen auseinandersetzen. Hierfür können Sie weiter das Arbeitsblatt 3.1 in den Online-Materialien benutzen. Vielleicht mögen Sie mit Ihren Eltern beginnen? Sie können sich beispielsweise schriftlich Notizen machen zu der folgenden Frage:

- »Wie war es für Sie, mit Ihrer Mutter aufzuwachsen?«

Bitte überlegen Sie hier genau, wie es für Sie als Kind war, mit Ihrer Mutter aufzuwachsen. Es geht weniger darum, wie die Mutter genau als Person war oder ist, sondern wie sie zu Ihnen war.

Vielleicht hilft es Ihnen auch, wenn Sie sich konkret an Erlebnisse erinnern, die für Sie besonders bedeutsam waren. Herr Stubenrausch erzählt seiner Therapeutin während der Besprechung seiner Mutter beispielsweise sehr anschaulich über die Ereignisse nach dem Tod des Vaters: »Besonders deutlich ist das dann geworden, als mein Vater gestorben ist, da war ich zehn. Speziell da hat sie gar nicht reagiert. Abends habe ich mal im Bett geweint und richtig geschluchzt, da kam sie rein und sagte, ich soll endlich mal still sein, mich zusammenreißen und jetzt schlafen, denn morgen müsste ich ja schließlich in die Schule gehen. Jetzt sei es mal gut.«

Hilfreich kann es für Sie auch sein, wenn Sie versuchen, die folgenden Fragen zu beantworten, die sich jeweils auf vier wichtige Kategorien beziehen. Diese vier Bereiche sind »Beziehungskategorien«, die eine bedeutsame Rolle in jeder Art von Beziehungen spielen. Sie finden die vier Bereiche in Tabelle 3.4 und im Arbeitsblatt 3.2 in der linken Spalte. Sie können sich dieses Arbeitsblatt, welches sich auch in den Online-Materialien befindet, mehrmals ausdrucken und für jede Bezugsperson ausfüllen. Anbei ist es beispielhaft auf die Bezugsperson Mutter zugeschnitten.

Vorsicht! Die Beantwortung dieser Fragen kann sehr schmerzhaft sein, denn Sie erinnern sich möglicherweise an Situationen, über die Sie – vielleicht auch absichtlich – lange nicht nachgedacht haben. Es kann auch sein, dass Sie noch nie derart intensiv über die Beziehung zu der betreffenden Person nachgedacht haben. Sie können diese Übung jederzeit unterbrechen und sich Hilfe holen bzw. erst mit Ihrem Therapeuten hieran weiterarbeiten.

Wenn Sie sich stabil fühlen und weiter Interesse haben, herauszufinden, wie die betreffenden Personen Sie geprägt haben, können Sie sich nun noch Gedanken über folgende Frage machen, welche wir wieder für das Beispiel der Mutter formuliert haben:

- »Wie hat die Beziehungserfahrung mit Ihrer Mutter Ihren Lebensweg beeinflusst? Also, was hat sie bei Ihnen hinterlassen, das Sie bis heute kennen und das Sie bis heute begleitet?«

Tabelle 3.4 Die vier Beziehungskategorien bei der Liste prägender Bezugspersonen und hilfreiche Fragen zur Findung der Prägung am Beispiel der Mutter

Kategorie	Beispielfragen zur prägenden Bezugsperson Mutter	Ihre Antworten basierend auf Ihren persönlichen Erfahrungen mit Ihrer Mutter
Nähe/ Intimität	▶ Haben Sie sich Ihrer Mutter auch körperlich nah gefühlt?	▶
	▶ Hat Ihre Mutter Sie in den Arm genommen?	▶
	▶ Haben Sie miteinander gekuschelt?	▶
	▶ Hat sie Sie gestreichelt?	▶
	▶ Wenn ja: Hat sich diese Nähe immer gut angefühlt für Sie?	▶
	▶ Hat Ihre Mutter Sie auch mal an Körperstellen berührt, die für Sie unangenehm waren?	▶
Emotionale Bedürfnisse	▶ Wie hat Ihre Mutter reagiert, wenn Sie einen Wunsch oder ein Bedürfnis geäußert haben?	▶
	▶ Hat Ihre Mutter Sie getröstet, wenn Sie traurig waren, Probleme hatten, weinen mussten?	▶
	▶ Hat sich Ihre Mutter für Sie/Ihre Interessen/Probleme/Hobbys/Freunde interessiert?	▶
	▶ Hat Ihre Mutter mitbekommen, wenn Sie schlecht gelaunt waren?	▶
	▶ Konnte sich Ihre Mutter mit Ihnen freuen?	▶

▶

Tabelle 3.4 (Fortsetzung)

Kategorie	Beispielfragen zur prägenden Bezugsperson Mutter	Ihre Antworten basierend auf Ihren persönlichen Erfahrungen mit Ihrer Mutter
Fehler/ Versagen	▶ Wie hat Ihre Mutter reagiert, wenn Sie einen Fehler gemacht haben?	▶
	▶ Wie hat Ihre Mutter reagiert, wenn Sie eine schlechte Note mit nach Hause gebracht haben?	▶
	▶ Wie hat Ihre Mutter reagiert, wenn Sie aus Versehen etwas kaputt gemacht haben?	▶
	▶ Hat Ihre Mutter Sie bestraft, wenn Sie in ihren Augen etwas falsch gemacht haben? Wie sahen die Strafen aus?	▶
	▶ Hat Ihre Mutter Sie gelobt, wenn Sie etwas (besonders) gut gemacht haben?	▶
Negativer Affekt	▶ Jedes Kind ist ja mal trotzig oder wütend. Wie ist Ihre Mutter damit umgegangen?	▶
	▶ Wie hat Ihre Mutter reagiert, wenn Sie traurig/wütend/ärgerlich/trotzig waren?	▶

Dies ist für jeden Menschen eine schwierige Frage, denn es gilt nun, die gesammelten Beziehungserfahrungen mit einer Person auf unser heutiges Leben zu beziehen. An dieser Stelle soll also herausgefunden werden, wie sich die geschilderten Beziehungserfahrungen bis heute auf Sie – auf Ihre Gedanken, Gefühle und auf Ihr Verhalten – auswirken.

Andere Formulierungen dieser Frage, die jedoch alle dasselbe Ziel verfolgen, lauten:

- »In welcher Weise hat Ihre Mutter Sie beeinflusst und dazu beigetragen, dass Sie so sind, wie Sie heute sind?«
- »Was für ein Mensch sind Sie aufgrund des Einflusses Ihrer Mutter geworden?«
- »In welcher Weise hat Ihre Mutter einen Stempel auf Ihnen hinterlassen?«
- »Welche Spur hat Ihre Mutter bei Ihnen hinterlassen?«

Anhand dieser Fragen merken Sie bereits, dass es verschiedene Wörter gibt, die beschreiben, wie sich Beziehungserfahrungen auf uns auswirken: Prägungen, Stempel oder Spuren (der Fachbegriff lautet *kausal-theoretische Schlussfolgerung*). Suchen Sie sich den Begriff aus, mit dem Sie am besten arbeiten können. Da die meisten unserer Patienten den Begriff → Prägung wählen, werden wir im Folgenden diesen benutzen.

Wenn es Ihnen schwer fällt, Ihre Prägungen zu formulieren – und das ist völlig normal, denn dies ist wirklich für alle eine schwierige Aufgabe –, können Sie sich jedoch wie folgt helfen: In einem ersten Satzteil fassen Sie noch einmal die wichtigsten Beziehungserfahrungen zusammen, also im Beispiel von Herrn Stubenrausch und seiner Mutter:

»Weil ich mit meiner Mutter aufgewachsen bin, die mir verboten hat, zu trauern bzw. andere Schwächen zu zeigen, …«

Danach fällt es Ihnen möglicherweise leichter, den Satz zu ergänzen – wie Herr Stubenrausch:

»…, ist es bis heute so, dass ich keine Schwächen zeigen will – vor allem nicht vor anderen zu weinen, was wohl daran liegt, dass ich Angst habe, die könnten mich dann ablehnen.«

Daraus wird dann die Prägung: »Ich darf keine Schwächen zeigen (insbesondere nicht weinen), denn dann werde ich abgelehnt.«

Wir haben das Finden der Prägung jetzt am Beispiel der Mutter dargestellt. Natürlich können Sie diese Fragen auch für alle weiteren Bezugspersonen nutzen, wobei Ihnen die Online-Arbeitsblätter helfen mögen. Bei Personen aus dem späteren Leben – wie zum Beispiel dem Ex-Mann – passen bestimmte Fragen nicht (z. B. Wie war es mit X aufzuwachsen?). Diese können Sie dann an die Umstände, wann und wie Sie diese Person kennengelernt haben, anpassen (Beispiel Ex-Mann: Wann haben Sie Ihren Ex-Mann kennengelernt? Wie war er zu Ihnen? …).

Möglichweise merken Sie bei der Suche nach den Prägungen, dass Sie vor allem negative Prägungen finden. Das ist einerseits natürlich schmerzhaft und traurig. Es ist wichtig, dass Sie sich bei Bedarf Hilfe holen, um mit Ihrer Trauer nicht ganz allein zu sein. Anderseits können Sie auf diese Weise vielleicht auch besser verstehen, warum Sie eine chronische Depression entwickelt haben. Vielleicht kommen Gedanken wie: »Kein Wunder, bei solchen Prägungen kann ich ja auch schwer ›normal‹ leben.« Möglichweise haben Sie nun aber auch Schuldgefühle, dass Sie wichtige Menschen aus Ihrem Leben derart negativ beschreiben. Uns ist es an dieser Stelle nochmals sehr wichtig zu betonen, dass es bei diesem Aufarbeitungsprozess an keinem Punkt um Schuld geht. Wir wollen nicht Ihre Eltern (oder andere für Sie sehr wichtige Personen) an den Pranger stellen – entweder haben Ihre Eltern Sie mit bestem Wissen und Gewissen so erzogen (»nobody is perfect«) oder aber Sie hatten ebenfalls so schwierige Kindheiten oder Erlebnisse, dass Sie selbst nicht lernen konnten, wie man Kinder warmherzig und liebevoll erzieht.

Wie Sie anhand der Prägungen von Frau Rosenzweig erkennen, gibt es natürlich auch positive Prägungen. Mit ihrem besten Freund kann sie erleben, dass es doch Nähe für sie gibt.

Wenn Sie auch positive Prägungen finden können, dann freuen Sie sich darüber und bewahren Sie diese. Das sind Ihre Stärken, die wir in der Psychologie auch als Ressourcen bezeichnen. Diese Prägungen können Ihnen beim Überwinden der Mauer ganz besonders gut helfen – wie Sie in den nächsten Kapiteln sehen werden.

Was können wir nun für die bisherigen Schritte festhalten und wie geht es weiter? Zunächst: Nun haben wir die Prägungen benannt – jetzt verstehen Sie möglicherweise auch schon besser, warum und wie Ihre Mauer entstanden ist. Wenn beispielsweise ein Kind nie oder nur unzureichend gelernt hat, dass es wichtig und liebenswert ist, dass sich jemand kümmert, wenn es in Sorgen und Nöten ist, dann wird sich dieses Kind hinter seine Mauer zurückziehen, da es augenscheinlich sowieso nichts Gutes von Menschen zu erwarten gibt. Wenn ein Kind häufig angeschrien wird oder Schläge bekommt oder wenn es gar sexuell missbraucht wird, dann wird dieses Kind ebenfalls versuchen, so oft es geht hinter die Mauer zu flüchten, um sich vor Gefahren zu schützen.

Diese Mauern haben Sie also zu Recht und aus guten Gründen aufgebaut – nur müssen wir jetzt schauen, ob diese heute auch noch notwendig sind oder ob sie Ihnen nicht viel mehr im Wege stehen.

Für die Überwindung der Mauer ist die wichtigste Botschaft: *Prägungen lassen sich verändern.* Was geschehen ist, lässt sich natürlich nicht mehr rückgängig machen, aber wie wir heute damit umgehen, das können wir verändern – auch wenn es manchmal sehr mühsam ist und wie ein endlos langer Weg erscheint. Aber: die Mauer lässt sich überwinden, Wege dafür wollen wir Ihnen in den nächsten Kapiteln aufzeigen. Wir laden Sie ein, uns dabei weiter zu begleiten, aber wie immer in diesem Buch: *Schritt für Schritt!*

4 Wie äußert sich die chronische Depression im zwischenmenschlichen Bereich? Das Phänomen der Übertragung

Beispiel

Frau Rosenzweig, von der wir ja schon wissen, dass sie immer Angst hat, etwas falsch zu machen, berichtet, dass sie bis heute nicht gut mit Kritik umgehen könne. Wenn sie denkt, jemand kritisiere sie, mache sie sich unheimlich viele Gedanken und fühle sich sehr schlecht – häufig könne sie das über Tage nicht stoppen. Neulich habe sich zum Beispiel eine ihrer Bekannten bei einem gemeinsamen Spaziergang mit ihren Hunden frühzeitig verabschiedet. Sie habe nur gesagt: »Ich muss jetzt schon nach Hause. Ich habe vergessen, dass ich gleich Besuch bekomme.« Frau Rosenzweig habe sich daraufhin zwei Tage lang schlecht gefühlt und die ganze Zeit überlegt, was sie getan haben könnte, dass die Bekannte so früh den Spaziergang beendet. Sie sei der festen Überzeugung, dass sie etwas falsch gemacht habe und der Besuch nur eine Ausrede ihrer Bekannten gewesen sei. Könnte das damit zusammenhängen, dass ihre Mutter immer so streng gewesen sei, sie andauernd kontrolliert habe und ihr vermittelt habe, sie sei dumm, unordentlich und sowieso zu nichts in der Lage?
(vgl. auch Zeichnung auf S. 70)

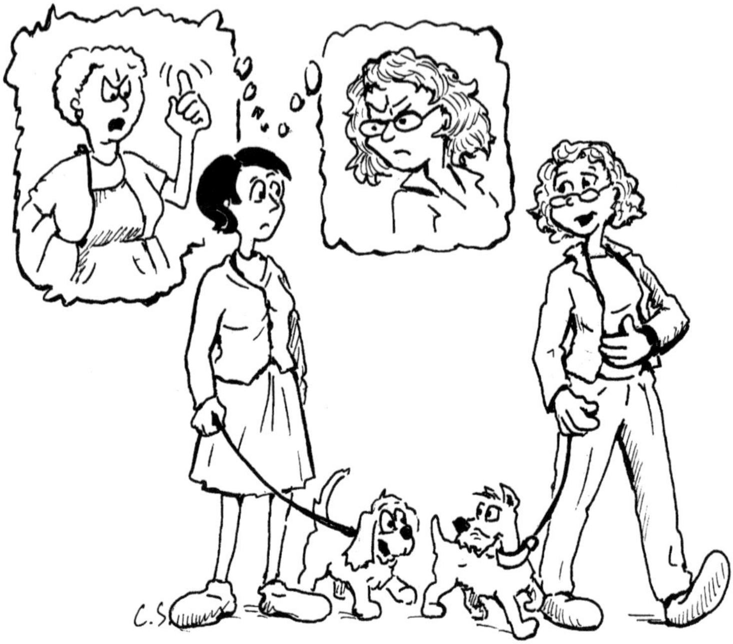

Beispiel

Herr Stubenrausch erzählt seiner Therapeutin, dass er ja eigentlich sehr glücklich sei, seine Frau gefunden zu haben. Sie sei der erste Mensch, für den er so ein Gefühl wie Liebe verspüre. In einer früheren Therapie habe er auch gelernt, ihr immer wieder zu sagen, dass er sie liebe. Trotzdem beklage sich seine Frau oft, dass ihr irgendetwas fehle. Auf Nachfrage, was das denn sei, entgegne sie, dass sie das schwer in Worte fassen könne. Er sei ihr oft fremd und sie vermisse eine wirkliche emotionale Nähe. Nach der Erarbeitung seiner Prägungen wird ihm nun klarer, was sie meint: Auch vor ihr hat er es bisher nie geschafft, zu weinen und seine wirklichen Gefühle zu zeigen. Besteht hier ein Zusammenhang zu der Prägung durch seine Mutter? Denn von ihr sei er ja schließlich immer abgelehnt worden, wenn er geweint hätte.

Beispiel

Und auch **Herr Preller** beginnt, Zusammenhänge zwischen seiner Kindheit und den heutigen Problemen zu erkennen: Unlängst habe er mal wieder in der Uni einen neuen Kollegen derart angeschrien, dass dieser ihm seitdem spürbar aus dem Weg gehe. Der Grund sei – mit Abstand betrachtet – eigentlich lächerlich gewesen: Der Kollege hätte beim Mittagessen in der Mensa nur von einer Anfrage eines Studenten erzählt, der in ihrem Institut seine Doktorarbeit schreiben möchte. Der Kollege sagte, dass er derzeit keine Zeit für die Betreuung habe. Daraufhin habe er ihn wütend angeschrien, dass er den Studenten auch nicht nehmen könne und nicht der Mülleimer für alle sei. Alle vier Kollegen an dem Tisch hätten ihn entgeistert angeschaut, er sei dann schnell wütend aus der Mensa gerannt. Im Nachhinein seien ihm solche Wutausbrüche sehr peinlich, aber er könne sie fast nie kontrollieren. Warum hat er diese Wutausbrüche? Besteht hier ein Zusammenhang zu seinen Prägungen durch den Vater und den Bruder?

4.1 Warum die Mauer nicht von selbst einstürzt: Die Übertragung

Im vorherigen Kapitel haben Sie daran gearbeitet herauszufinden, warum Sie oft schon früh im Leben durch schwierige Beziehungserfahrungen eine Mauer zwischen sich und der Umwelt aufgebaut haben. In diesem Kapitel beschäftigen wir uns mit den Gründen dafür, dass die Mauer im Verlauf des Lebens oft stehen bleibt, wenig bröckelt und meistens nicht von allein irgendwann einstürzt. Das liegt an einem Phänomen, das schon der berühmte Arzt und Psychoanalytiker Sigmund Freud benannt hat: die → Übertragung. Was bedeutet nun genau Übertragung? Wie wir im letzten Kapitel gesehen haben, sind wir alle durch bestimmte Personen und Beziehungserfahrungen geprägt worden. Und diese früheren Beziehungserfahrungen übertragen wir oft ganz automatisch – man kann auch sagen »*unbewusst*« – auf neue Personen, mit denen wir in Kontakt treten. Wenn jemand in seinem bisherigen Leben überwiegend positive Beziehungserfahrungen gemacht hat, wird er sehr offen und optimistisch neuen Personen begegnen: Diese Person wird sich freuen, neue Menschen kennen zu lernen und ohne größere Schwierigkeiten auch enge und nahe Beziehungen eingehen und führen können. Denn durch die positiven Erfahrungen mit früheren Beziehungen kann diese Person auch unbekannten Menschen Vertrauen entgegenbringen – die positive Erfahrung wird auf eine neue Situation übertragen. Wer aber bisher überwiegend negative Beziehungserfahrungen erleben musste, neigt eher dazu, neue Personen mit den wichtigen, doch häufig verletzenden Bezugspersonen aus seiner Vergangenheit gleichzusetzen. Dadurch können Vertrauen, Offenheit und ein unkompliziertes Kennenlernen behindert werden. Denn diese Person erwartet automatisch, dass auch die neue Person negativ auf sie reagieren wird, sie beispielsweise zurückweist, bestraft, kritisiert, missbraucht, vernachlässigt oder verlässt. In diesen Fällen werden also negative Erfahrungen auf neue Situationen übertragen. Verheerend sind diese Übertragungen, wenn sie sehr global – also verallgemeinernd – sind. Genau das geschieht aber bei chronisch depressiven Menschen oft hinter ihrer Mauer. Sie denken: »*Weil ich früher so viele negative (schlimme, enttäuschende, frustrierende, schmerzhafte) Erfahrungen mit Menschen gemacht habe, werde ich auch heute mit Menschen solche negativen (schlimmen, enttäuschenden, frustrierenden, schmerzhaften) Erfahrungen machen.*« Wenn jemand so denkt, ist es verständlich, dass er lieber hinter seiner Mauer bleibt, oder? Vielleicht schütteln Sie nun den Kopf und sagen: »Nein, so denke ich nicht.« Das mag auch sein – oder aber es ist Ihnen nicht bewusst, dass Sie so oder ähnlich denken, denn die Übertragung vollzieht sich meist auf einer unbewussten Ebene.

4.2 Von der Therapie in den Alltag: Die therapeutische und die allgemeine Übertragungshypothese

Bei dem Prozess, die soeben beschriebenen unbewussten Vorgänge der Übertragung in unser Bewusstsein zu holen, helfen sogenannte

→ *Übertragungshypothesen.* Das Wort *Hypothese* stammt aus dem Altgriechischen und meint in etwa eine Annahme oder Vermutung. Welche Vermutungen haben Sie darüber, was Sie von anderen Menschen erwarten können oder befürchten? Oder einfacher formuliert: Was vermuten Sie, wie andere Menschen auf Sie reagieren? Welche Annahmen machen Sie über andere Menschen? Diese Fragen sind nicht leicht zu beantworten. Daher helfen die Therapeuten in einer CBASP-Therapie ihren Patienten an dieser Stelle, ihre Übertragungshypothesen zu finden. Diese Hypothesen werden dort nämlich konkret für die therapeutische Situation formuliert. Das liegt daran, dass in einer Psychotherapie die Art, wie wir gegenüber den wichtigen Bezugspersonen gelernt haben zu denken, zu fühlen und zu handeln, besonders in der Beziehung zu einem Therapeuten zum Ausdruck kommen kann. Wenn eine Patientin beispielsweise die negativen Erfahrungen, die sie mit einem gewalttätigen Vater gemacht hat, auf ihren männlichen Therapeuten überträgt, wird sie große Angst haben, dass auch der Therapeut aggressiv werden könnte. Sie wird ihn womöglich vor lauter Angst gar nicht richtig anschauen und Kleinigkeiten – wie beispielsweise eine etwas lautere Stimme – direkt als Angriff wahrnehmen. Damit derartige Übertragungen und verzerrte Wahrnehmungen früh erkannt und bearbeitet werden können, stellen wir diese Übertragungshypothesen in der CBASP-Psychotherapie gemeinsam mit den Patienten relativ früh auf. Dies werden Sie gleich genauer bei den drei Patienten miterleben. Zudem bietet es sich aber auch an, die Übertragungshypothesen ganz allgemein zu formulieren. Denn die Übertragung passiert ja nicht nur im geschützten Therapieraum. Ganz im Gegenteil: Die Übertragungshypothese soll ja gerade ausdrücken, welche Vermutungen Sie unbewusst darüber haben, wie andere Menschen sich Ihnen gegenüber im Allgemeinen verhalten – nicht nur Ihr Therapeut. Daher möchten wir Sie darauf hinweisen, dass es auch sehr hilfreich sein kann, sogenannte *allgemeine Übertragungshypothesen* zu formulieren. Gerade wenn Sie dieses Buch eher als Selbsthilfe- oder Selbsterfahrungsbuch nutzen und keine CBASP-Psychotherapie durchführen, ist diese allgemeine Übertragungshypothese für Sie möglicherweise sehr wertvoll.

Lassen Sie uns im Folgenden also anhand unserer drei Beispielpatienten nachvollziehen, wie *therapeutische* und *allgemeine Übertragungshypothesen* gefunden werden können.

4.2.1 Die Übertragungshypothesen von Herrn Stubenrausch

Beispiel

Für **Herrn Stubenrausch** hat seine CBASP-Therapeutin die Grundidee der Übertragungshypothese wie folgt erläutert:

»Die Übertragungshypothese ist wie eine Befürchtung, die häufig unbewusst ist, aber mit der Sie aufgrund Ihrer bisherigen Beziehungserfahrungen durchs Leben gehen. Jeder Mensch funktioniert ja so, auch ich. Wir tragen unsere Beziehungserfahrungen in uns, die uns mehr oder weniger bewusst führen. Was könnten Sie befürchten, das auch zwischen uns schwierig werden könnte, wenn Sie Ihre Prägungen anschauen?«

Herr Stubenrausch weiß auf diese schwierige Frage zunächst keine Antwort. Die Therapeutin erinnert ihn daher daran, dass es ihm bereits von Anfang an schwer fiel, sich auf die Therapie einzulassen. Er habe mehrfach den Behandlungsplatz verschoben und ihr bereits vor Therapiebeginn am Telefon gesagt, dass er denke, die Therapie würde ihm nichts bringen und am Ende nur sein Gefühl, allein zu sein, bestätigen oder sogar verstärken. Durch diese Hilfe konnte Herr Stubenrausch seine Befürchtung benennen: »Ja, das stimmt. Ich glaube ja eigentlich bis heute nicht, dass mir jemand helfen kann. Ich fühle mich ja immer so allein und denke meistens, dass ich auch allein mit meinen Problemen zurechtkommen muss. Und ich erwische mich immer wieder bei dem Gedanken, dass auch Sie mir nicht helfen können.« Aufgrund dieser Aussagen können Herr Stubenrausch und die Therapeutin gemeinsam folgende *Übertragungshypothese für die Psychotherapie* formulieren.

»Wenn ich mich auf meine Therapeutin/die Therapie einlasse (d. h. über meine Probleme offen spreche), dann wird sie mir nicht helfen können und mich allein lassen.«

Dies ist nun eine Übertragungshypothese, die im Rahmen einer CBASP-Therapie formuliert wurde. Deshalb bezieht sie sich klar auf die therapeutische Situation und die Therapeutin. Wie oben bereits beschrieben, ist dies für die CBASP-Therapie sehr wichtig. Wahrscheinlich werden während der Psychotherapie immer wieder Situationen vorkommen, in denen diese Übertragung, diese Befürchtung auftaucht. Im Beispiel kann angenommen werden, dass sich Herr Stubenrausch immer mehr auf die Therapie einlässt, also persönliche Probleme immer offener seiner Therapeutin anvertraut. Es kann dabei jedoch auch passieren, dass bei ihm beklemmende Gefühle entstehen und die Befürchtungen auftauchen, dass seine Therapeutin ihm nicht helfen und ihn allein lassen wird. Dadurch, dass die Befürchtung in der Übertragungshypothese nun ganz speziell für die Therapeutin formuliert ist, kann ihm diese jedoch in solch einer konkreten Situation immer wieder verdeutlichen, dass sie ihm jetzt hilft und ihn eben nicht allein lässt! Dadurch beweist sie ihm das Gegenteil und kann seine Befürchtung entkräften. Für Herrn Stubenrausch wird das möglicherweise zunächst überraschend sein, letztlich aber wird ihm genau das auch gut tun. Wenn er solche oder ähnliche Situationen dann öfter erlebt, können seine negativen Beziehungserfahrungen allmählich *geheilt* werden – erscheint das für Sie nachvollziehbar? Mehr über diesen Lernprozess erfahren Sie in Kapitel 7, dort werden wir solche Therapiesituationen ausführlich beschreiben.

Wenden wir uns an dieser Stelle zunächst den hilfreichen *allgemeinen Übertragungshypothesen* zu, welche – wie bereits oben beschrieben – vor allem zur Selbsthilfe oder Selbsterfahrung dienen können. Wie auch bei der therapeutischen Übertragungshypothese sollten Sie den ersten Satzteil einer allgemeinen Übertragungshypothese mit »Wenn« einleiten und die für Sie aufgrund Ihrer bisherigen Beziehungserfahrungen bzw. Prägungen schwierige Situation beschreiben. Das ist im Beispiel von Herrn Stubenrausch also: »*Wenn ich mich auf eine Person wirklich einlasse (d. h. über meine Probleme offen spreche), …*«. Im folgenden Satzteil, eingeleitet durch das Wort »dann«, halten Sie Ihre Befürchtung fest, im Beispiel wäre die befürchtete Konsequenz: »*… dann wird diese Person mir nicht helfen* *können und mich allein lassen«*. Bei der allgemeinen Übertragungshypothese bietet es sich zudem an, die Konsequenz der befürchteten Folge festzuhalten, die sich aus der Befürchtung für Ihr Verhalten ergibt; im Beispiel hieße diese Konsequenz: *»daher lasse ich mich gar nicht erst auf neue Personen ein«*. Im Ganzen lautet also die allgemeine Übertragungshypothese von Herrn Stubenrausch:

»Wenn ich mich auf eine Person wirklich einlasse (d. h. offen über meine Probleme spreche), dann wird mir diese Person nicht helfen können und mich allein lassen – daher lasse ich mich gar nicht erst auf Menschen ein.«

Die allgemeine Übertragungshypothese können wir also nach folgendem Muster formulieren:

Wenn (problematisches Verhalten oder Situation für mich) …,
dann (Befürchtung, wie andere Menschen auf mich reagieren)…,
deshalb (Konsequenz, wie ich mich daraufhin verhalten werde).

Im Fallbeispiel wurde bereits deutlich, dass sich Herr Stubenrausch sehr lange gemäß dieser Übertragungshypothese verhalten hat. Erst mit 39 Jahren hat er sich das erste Mal auf eine Beziehung eingelassen: auf seine jetzige Frau. Doch bis heute vertraut er ihr kaum seine Probleme an. Auch bei ihr befürchtet er, dass sie ihm nicht helfen kann und ihn schlimmstenfalls verlässt.

Finden Sie diese Übertragungshypothesen nachvollziehbar? Haben Sie vielleicht schon eine Vermutung, worum es bei Ihnen gehen könnte? Gibt es eventuell ein Thema, das sich wie ein »roter Faden« auch durch Ihre Prägungen zieht? Aber lassen Sie uns zunächst noch bei Herrn Stubenrausch bleiben, denn für ihn ist noch eine weitere Übertragungshypothese wichtig. Um diese zu finden, weist die Therapeutin Herrn Stubenrausch während der Therapiestunde auf die Prägung der Mutter hin: *»Ich darf keine Schwäche zeigen (insbesondere nicht vor anderen Menschen weinen), denn dann werde ich abgelehnt«* (vgl. Tab. 3.2 in Kap. 3). Sie fragt: »Befürchten Sie bei mir vielleicht auch, dass ich Sie ablehne, wenn Sie sich hier von Ihrer schwachen Seite zeigen, z. B. beginnen zu weinen?« Herr Stubenrausch kann bestätigen, dass er dies wohl so befürchte. Die Therapeutin zeigt sich sehr verständnisvoll und sagt, dass er vermutlich deshalb auch in der Therapie bisher noch nie geweint habe – obwohl er ihr von sehr schlimmen und traurigen Dingen erzählt habe. Der Zusammenhang zu der Prägung durch seine Mutter liegt hier auf der Hand. Daher können die Therapeutin und der Patient gemeinsam die folgende zweite Übertragungshypothese formulieren:

»Wenn ich in der Therapie Schwäche zeige (vor allem weine), dann wird meine Therapeutin mich ablehnen.«

Die allgemeine Variante lautet entsprechend:

»Wenn ich vor anderen Menschen Schwäche zeige (weine), dann werden die mich ablehnen, weshalb ich immer versuche, dies zu vermeiden.«

Auch hier haben wir die Verhaltenskonsequenz angehängt, welche unmittelbar beobachtbar ist. Herr Stubenrausch hat seit Jahren nicht mehr vor anderen Menschen geweint, auch nicht vor seiner Frau, und bis jetzt ebenfalls nicht in der Therapie. Doch in Kapitel 7 werden wir sehen, dass Herr Stubenrausch irgendwann schließlich doch seine Gefühle zeigen und vor seiner Therapeutin weinen kann. Und was meinen Sie, wie diese damit umgehen wird? Wird sie ihn ablehnen?

4.2.2 Die Übertragungshypothesen von Frau Rosenzweig

Frau Rosenzweig fällt es in der Therapie zunächst sehr schwer, das Phänomen der Übertragung zu verstehen. Erst nach dem Sammeln von Beispielen aus ihrem heutigen Leben kann sie besser nachvollziehen, was ihre Therapeutin damit meint.

Beispiel

Die Therapeutin betrachtet gemeinsam mit Frau Rosenzweig deren Prägungen (vgl. Tab. 3.1 in Kap. 3). Dann erinnert sie **Frau Rosenzweig** daran, dass sie am Anfang der Therapie immer wieder die Befürchtung geäußert hatte, dass sie etwas falsch machen oder nicht verstehen könne. »Stimmt«, sagt Frau Rosenzweig »ich denke immer sofort, ich habe etwas falsch gemacht oder ich bin zu dumm.« Frau Rosenzweig schildert daraufhin auch noch die Situation mit dem Hundespaziergang, die wir dem ▶

Kapitel vorangestellt haben. »Meinen Sie, da ist es so ähnlich?« fragt sie die Therapeutin. Diese entgegnet: »Was denken Sie denn?« »Ja, wahrscheinlich schon. Da geht es zwar nicht darum, dass ich irgendwas nicht verstanden habe, aber ich dachte ja auch sofort, dass es an mir lag. Dass *ich* daran schuld bin, dass meine Bekannte frühzeitig den Spaziergang abgebrochen hat. Und diese Gedanken werde ich dann auch nicht mehr los.« Frau Rosenzweig erkennt jetzt einen Zusammenhang zu ihrer Mutter, die sie andauernd nur kontrolliert habe und ihr vermittelt habe, sie sei dumm, unordentlich und sowieso zu nichts in der Lage. »Was denken Sie denn, was passieren könnte, wenn Sie etwas falsch machen?« fragt die Therapeutin. Frau Rosenzweig ist unsicher »Nun ja, vor allem, dass es dem anderen schlecht geht und ich daran schuld bin.« »Und was wird der andere dann über Sie denken, was befürchten Sie, was zum Beispiel ich dann über Sie denke?« Frau Rosenzweig denkt nach und sagt dann unter Tränen: »Sie werden vielleicht denken, dass ich nicht ausreiche. Sie werden mich ablehnen, weil Sie erkennen, dass ich dumm und nutzlos bin.« Daraufhin kann sie mit Hilfe ihrer Therapeutin folgende Übertragungshypothese formulieren:

»Wenn ich in der Therapie etwas falsch mache, wird meine Therapeutin mich ablehnen und mich für dumm und nutzlos halten.«

Durch Ergänzung der Verhaltenskonsequenz und einer allgemeinen Formulierung der ersten beiden Satzteile erhalten wir die folgende allgemeine Übertragungshypothese:

»Wenn ich etwas falsch mache, werden andere Personen schlecht über mich denken und mit mir nichts zu tun haben wollen, weshalb ich immer so bemüht bin, alles perfekt zu machen.«

4.2.3 Die Übertragungshypothesen von Herrn Preller

Herr Preller kann relativ schnell den Zusammenhang zwischen seinen Prägungen und den heutigen Problemen in Beziehungen erkennen. Es fällt ihm quasi wie Schuppen von den Augen, warum er sich heute Frauen gegenüber derart misstrauisch – und manchmal sogar abwertend – verhält. Bis zum jetzigen Zeitpunkt hat er ja nur negative Erfahrungen mit Frauen gemacht. Von den wichtigsten Frauen in seinem Leben (seiner Mutter und seiner Ex-Frau) hat er gelernt: »*Von Frauen habe ich nichts zu erwarten*« (vgl. Tab. 3.3 in Kap. 3). Daher war er ja auch so frustriert, als er gehört hatte, dass ihn eine Frau in der Klinik als Einzeltherapeutin behandelt. Er kann mit seiner Therapeutin daher die folgende therapeutische Übertragungshypothese formulieren:

»*Wenn ich mich auf die Therapie mit einer Frau einlasse, wird sie mich enttäuschen.*«

Die allgemeine Übertragungshypothese bei ihm lautet:

»*Wenn ich mich auf eine Frau einlasse, wird sie mich enttäuschen, daher tue ich alles, um möglichst nichts mehr mit Frauen zu tun zu haben – obwohl ich mich insgeheim so sehr nach einer nahen engen Beziehung sehne …*«

Diesen »obwohl«-Anhang ergänzt er spontan und fängt dabei an zu weinen. In dieser Therapiestunde gesteht sich Herr Preller das erste Mal seit Jahrzehnten ein, dass er sich unter seiner harten Schale eigentlich doch nach einer schönen, langfristigen, intimen und zärtlichen Beziehung sehnt. Die Therapeutin reagiert darauf sehr warm und verständnisvoll, was ihn überrascht. In Kapitel 7 werden wir ausführlich beschreiben, wie die Therapeutin während der Therapie diese Übertragungshypothese immer wieder entkräften kann.

Exkurs: Die geschlechtsspezifische Übertragung

Aus der Übertragungshypothese von **Herrn Preller** lässt sich übrigens ein interessanter Aspekt entdecken: Übertragungshypothesen können geschlechtsspezifisch sein. Oder anders ausgedrückt: Unsere Erwartungen und Befürchtungen können sich entweder vorwiegend auf die Frauen oder überwiegend auf die Männer beziehen. Herr Preller erwartet wegen der Beziehungserfahrungen mit seiner Mutter und seiner Ex-Frau speziell von Frauen nichts bzw. nur Enttäuschungen. Bei Männern hat er diese spezifische Befürchtung nicht – immerhin kann er zwei Männer als enge Freunde bezeichnen. Noch deutlicher wird diese ▶

»Geschlechtsspezifität« bei einer anderen, noch sehr jungen Patientin (20 Jahre) von uns: Sie hat in ihrem Leben mit Frauen bisher überwiegend positive Erfahrungen gemacht, aber mit den wichtigsten Männern ganz schlimme Dinge erlebt: Sowohl ihr Vater als auch ihr Opa haben sie sexuell missbraucht. Dementsprechend hatte sie ganz klar positive Erwartungen an Frauen, aber sehr negative Befürchtungen Männern gegenüber, weshalb sie auch keinen Freund hatte und auf keinen Fall zu einem Mann in Therapie gehen wollte. Auf dem Hintergrund ihrer Erfahrungen erscheint das sicherlich sehr verständlich.

Beispiel

Abgesehen von dieser frauenspezifischen Übertragungshypothese möchte **Herr Preller** in der Therapiesitzung aber auch eine Erklärung für seine heutigen Wutanfälle erhalten. Daher betrachtet seine Therapeutin mit ihm erneut seine Prägungen (vgl. Tab. 3.3 in Kap. 3). Herr Preller kommt dabei zu folgender Erkenntnis: »Ah, mir fällt Folgendes auf: Wie früher gegenüber meinem Vater habe ich auch heute ganz schnell das Gefühl, mich wehren zu müssen. Ich strebe auch immer danach, ja keine Schwäche zu zeigen, was ja die Prägung meines Bruders ist. Wenn mich jemand dann doch mal angreift – beziehungsweise ich mich angegriffen fühle – oder derjenige stärker zu sein scheint als ich, komme ich direkt unter Druck und werde wütend. Und dann folgt der Wutanfall. Oh Mann, das ist ja schlimm. Warum komme ich aus dieser Schiene nicht heraus?« Seine Therapeutin erklärt ihm nochmals, dass es vielen Menschen so gehe: »Was wir früh erfahren und gelernt haben, prägt unser Leben. Das können wir nicht einfach so abschütteln. Da hilft nur, dies zu erkennen und dann zu verändern …« Beide können daraufhin eine zweite therapeutische Übertragungshypothese für den stationären Aufenthalt formulieren, in dem Herr Preller unvermeidbar Kontakt mit dem ganzen Behandlungsteam und den Mitpatienten haben wird:

▶

»Wenn ich auf der Station Schwäche zeige oder mich nicht immer wehre, werden das Behandlungsteam oder andere Mitpatienten das ausnutzen und mich ›vernichten‹.«

Allgemein kann folgende Übertragungshypothese formuliert werden:

»Wenn ich Menschen gegenüber Schwäche zeige oder mich nicht wehre, dann werden die mich ausnutzen und vernichten, weshalb ich es tunlichst vermeide, Schwäche zu zeigen und mich bei kleinsten Angriffen sofort wehre.«

Wie sich diese allgemeine Übertragungshypothese immer wieder auf seinen Alltag auswirkt, lässt sich gut in einer Situation erkennen, die wir im Kapitel 6 beschreiben werden (vgl. Abschn. 6.4).

In der folgenden Tabelle 4.1 sind nochmals alle Prägungen und die daraus abgeleiteten therapeutischen und allgemeinen Übertragungshypothesen von den drei Patienten zusammenfassend dargestellt.

Tabelle 4.1 Zusammenfassung der Prägungen und Übertragungshypothesen der drei Beispielpatienten

	Frau Rosenzweig	**Herr Stubenrausch**	**Herr Preller**
Prägungen	*Mutter:* Ich darf keine Fehler machen und muss mich ständig kontrollieren. *Stiefvater:* Ich bin wehrlos. *Bester Freund Tom:* Es gibt freundschaftliche Nähe für mich. *Langjährige Freundin Anna:* Von Menschen, die mir wichtig	*Mutter:* Ich darf keine Schwächen zeigen (insbesondere nicht weinen), denn dann werde ich abgelehnt. *Vater:* Beziehungen sind nicht von Bestand. Ich bin alleine und ich muss mich durchkämpfen. *Bruder:* Ich kann mich nicht wehren und muss	*Vater:* Nur wenn ich mich wehre, kann ich überleben – wenn ich mich nicht wehre, werde ich massiv bestraft. *Mutter:* Von Frauen habe ich nichts zu erwarten. *Ältester Bruder:* Der Stärkste setzt sich durch. Ich darf keine Schwäche zeigen.

▶

Tabelle 4.1 (Fortsetzung)

	Frau Rosenzweig	Herr Stubenrausch	Herr Preller
	sind, werde ich verletzt. *Vater:* Ich bin nicht wichtig genug, um jemanden zu interessieren.	alles allein aushalten. *Ehefrau:* Es gibt zwar Nähe für mich, aber letztlich fühle ich mich allein.	*Ex-Frau:* Von Frauen kann ich wirklich nichts erwarten.
Übertragungshypothesen	**Psychotherapeutisch:** »Wenn ich in der Therapie etwas falsch mache, wird mich meine Therapeutin ablehnen und mich für dumm und nutzlos halten.« **Allgemein:** »Wenn ich etwas falsch mache, werden andere Personen schlecht über mich denken und mit mir nichts zu tun haben wollen, weshalb ich immer so bemüht bin, alles perfekt zu machen.«	**Psychotherapeutisch:** »Wenn ich mich auf meine Therapeutin/die Therapie einlasse (d. h. über meine Probleme offen spreche), dann wird sie mir nicht helfen können und mich allein lassen.« »Wenn ich in der Therapie Schwäche zeige (vor allem weine), dann wird meine Therapeutin mich ablehnen.« **Allgemein:** »Wenn ich mich auf eine Person wirklich einlasse (d. h. offen über meine Probleme spreche), dann wird diese Person mir nicht helfen können und mich	**Psychotherapeutisch:** »Wenn ich mich auf die Therapie mit einer Frau einlasse, wird sie mich enttäuschen.« »Wenn ich in der Therapie/auf der Station Schwäche zeige oder mich nicht immer wehre, wird das meine Therapeutin/das Behandlungsteam oder werden das andere Mitpatienten ausnutzen und mich ›vernichten‹.« **Allgemein:** »Wenn ich mich auf eine Frau einlasse, wird sie mich enttäuschen, daher tue ich alles, um möglichst nichts

▶

Tabelle 4.1 (Fortsetzung)

	Frau Rosenzweig	Herr Stubenrausch	Herr Preller
		allein lassen – daher lasse ich mich gar nicht erst auf Menschen ein.« »Wenn ich vor anderen Menschen Schwäche zeige (weine), dann werden die mich ablehnen, weshalb ich immer versuche, dies zu vermeiden.«	mehr mit Frauen zu tun zu haben – obwohl ich mich insgeheim so sehr nach einer nahen engen Beziehung sehne.« »Wenn ich Menschen gegenüber Schwäche zeige oder mich nicht wehre, dann werden die mich ausnutzen und vernichten, weshalb ich es tunlichst vermeide, Schwäche zu zeigen und mich bei kleinsten Angriffen sofort wehre.«

4.3 Wie können Ihre Übertragungshypothesen lauten?

Wenn Sie möchten, können Sie nun auch überlegen, wie Ihre Übertragungshypothesen wohl lauten könnten. Aber bitte setzen Sie sich nicht unter Druck, denn dies ist wirklich eine schwierige Aufgabe – vor allem ohne therapeutische Unterstützung. Wir versuchen, Ihnen durch dieses Buch so gut wie möglich dabei zu helfen. Schauen Sie sich dafür also zuerst nochmals Ihre Prägungen aus dem vorherigen Kapitel 3 an – sofern Sie diese formuliert haben. Vielleicht sind Ihnen bereits Prägungen aufgefallen, über die Sie häufiger »stolpern« oder die für Sie wichtiger oder schmerzhafter sind als andere. Oder Ihnen ist schon bei der Formulierung der Prägungen aufgefallen, dass einige Themen häufiger vorkommen? Möglicherweise können

Sie bereits an dieser Stelle Ihre Befürchtungen formulieren, wie andere Personen auf Sie reagieren? Insgesamt kann es sehr hilfreich sein, sich mit seinen möglichen Übertragungshypothesen zu beschäftigen. Wahrscheinlich haben wir alle immer wieder mal mehr oder weniger unbewusste Befürchtungen an andere Menschen, die nicht in der Realität verankert sind, sondern aus unseren Erfahrungen resultieren. Schauen Sie sich diese an!

Für die Formulierung von Übertragungshypothesen können folgende Fragen dienen:

- Welche Befürchtungen habe ich immer wieder, wie andere Menschen auf mich reagieren?
- In welchen Situationen treten diese Befürchtungen vor allem auf?

Falls Sie dabei noch unsicher sein sollten, können wir Ihnen versichern, dass das vollkommen normal ist. Das geht sehr vielen Menschen an dieser Stelle so. Eine Übertragungshypothese zu formulieren, ohne mit jemandem darüber reden zu können, ist wirklich schwierig. Aber es ist auch nicht unmöglich! Lesen Sie sich einmal die nächsten Fragen in der Tabelle 4.2 durch. Diese zielen darauf ab, Ihre persönlichen »Stolpersteine« in Beziehungen zu finden, wir bezeichnen diese auch als »die Brennpunkte«. Die Fragen sind vier bestimmten Bereichen zugeordnet, die in Beziehungen eine wichtige Rolle spielen. Sie finden diese Tabelle auch noch einmal in den Online-Materialien als Arbeitsblatt 4.1.

Die Fragen kommen Ihnen vielleicht aus dem vorherigen Kapitel bekannt vor, in dem wir Sie dazu ermutigt haben, sich Gedanken über Ihre Prägungen zu machen. Der Unterschied hier ist, dass es jetzt ganz konkret darum geht, womit Sie heute – also im »Hier und Jetzt« – am meisten Schwierigkeiten haben. Wenn Sie in Tabelle 4.2 bei einem oder mehreren Bereichen die Fragen klar mit »Ja« beantwortet haben, deutet es darauf hin, dass Ihre Übertragungen bzw. Befürchtungen in diesem Bereich anzusiedeln sind. Bitte schauen Sie nun in der nächsten Tabelle 4.3, ob die entsprechenden vorformulierten Übertragungshypothesen für Sie bereits passen oder ob Sie diese mit Ihren persönlichen Worten etwas umformulieren wollen, wofür die Tabelle entsprechend Platz bietet. Auch diese Tabelle steht Ihnen in den Online-Materialien als Arbeitsblatt 4.2 zur Verfügung.

Tabelle 4.2 Hilfreiche Fragen zum Finden der »Stolpersteine« bzw. der »Brennpunkte«

Vier wichtige Bereiche	Hilfreiche Fragen	Ihre Antwort
Nähe und Intimität	► Fällt es Ihnen heute schwer, Nähe zu anderen Menschen zuzulassen?	Ja ☐ Nein ☐
	► Fällt es Ihnen heute schwer, andere Menschen, die Sie mögen, in den Arm zu nehmen?	Ja ☐ Nein ☐
	► Können Sie heute Körperkontakt schwer zulassen und kaum genießen?	Ja ☐ Nein ☐
Emotionale Bedürfnisse	► Fällt es Ihnen heute schwer, Ihre Bedürfnisse oder Wünsche gegenüber anderen Menschen zu äußern?	Ja ☐ Nein ☐
	► Fällt es Ihnen heute schwer, Ihre Probleme anderen Menschen anzuvertrauen?	Ja ☐ Nein ☐
	► Fällt es Ihnen heute schwer, andere Menschen um Hilfe zu bitten?	Ja ☐ Nein ☐
Fehler machen/ Scheitern	► Fällt es Ihnen heute schwer, Fehler zu machen?	Ja ☐ Nein ☐
	► Sind Sie heute bemüht, immer alles richtig zu machen?	Ja ☐ Nein ☐
	► Sind Sie ganz erschrocken, wenn jemand Sie kritisiert?	Ja ☐ Nein ☐
Negative Affekte	► Fällt es Ihnen heute schwer, im Beisein von anderen Personen zu weinen?	Ja ☐ Nein ☐
	► Fällt es Ihnen heute schwer, mal auf eine andere Person wütend zu sein und diese Wut auch zum Ausdruck zu bringen?	Ja ☐ Nein ☐
	► Fällt es Ihnen heute schwer, sich offen über Personen zu ärgern?	Ja ☐ Nein ☐

Tabelle 4.3 Hilfreiche Formulierungen zum Finden Ihrer Übertragungshypothese

Bereiche	**Gefürchtetes Verhalten**	**Gefürchtete Konsequenz**	**Ihr tatsächliches Verhalten**
Nähe und Intimität	▶ Wenn ich einem anderen Menschen nahe komme, ...	... dann wird er mich verletzen,	... deshalb versuche ich, mich von Menschen fern zu halten.
	▶ Wenn ______ ______ ______ ______	... dann ______ ______ ______ ______	... deshalb ______ ______ ______ ______
Emotionale Bedürfnisse	▶ »Wenn ich gegenüber einem anderen Menschen persönliche Bedürfnisse äußere, ...	... dann wird er mir nicht helfen,	... deshalb behalte ich alles für mich.
	▶ Wenn ______ ______ ______ ______	... dann ______ ______ ______ ______	... deshalb ______ ______ ______ ______
Fehler machen/ Scheitern	▶ Wenn ich einen Fehler mache,	... dann werden die anderen mich für dumm und blöd halten	... deshalb versuche ich, immer alles perfekt zu machen.
	▶ Wenn ______ ______ ______ ______	... dann ______ ______ ______ ______	... deshalb ______ ______ ______ ______
Negative Affekte	▶ »Wenn ich vor einem anderen Menschen weine,	... dann wird er mich auslachen,	... deshalb weine ich nicht mehr vor anderen.
	▶ Wenn ______ ______ ______ ______	... dann ______ ______ ______ ______	... deshalb ______ ______ ______ ______

Wenn Sie Einblicke in Ihre Übertragungshypothesen bekommen haben, werden Sie bestimmt verstehen, warum Ihre Mauer immer noch steht. Es ist ja auch nachvollziehbar, warum unsere drei Patienten es noch nicht geschafft haben, ihre Mauer abzubauen oder zu überwinden, was am Beispiel von Herrn Preller nachfolgend nochmals erläutert wird: Herr Preller fühlt sich in der »Männerwelt«, was für ihn vor allem die Arbeitswelt ist, immer schnell angegriffen, weshalb er sofort mit Gegenangriff reagiert. Er tut alles dafür, ja keine Schwäche zu zeigen. Durch solche Verhaltensweisen kommt er nachvollziehbarerweise in keinen wohltuenden, kollegialen und netten Kontakt mit anderen Kollegen. Von Frauen erwartet er sowieso nichts Gutes, weshalb er sich auf Frauen seit seiner Scheidung gar nicht mehr einlässt. Diese Verhaltensweisen sind aufgrund seiner Prägungen völlig nachvollziehbar – und erklären gleichzeitig aber leider auch, warum er so isoliert, einsam, gereizt und frustriert hinter seiner zwischenmenschlichen Mauer sitzt.

Die Prägungen aus Kapitel 3 und diese Übertragungshypothesen bilden gemeinsam die Basis für eine CBASP-Therapie, denn auf die Prägungen einschließlich der Übertragungshypothesen kann immer wieder zurückgegriffen werden. Sollten Sie Ihre Übertragungshypothesen bereits gefunden haben, können Sie diese daher gerne noch ins Arbeitsblatt 3.1 unter Ihre Prägungen eintragen. Aber lassen Sie sich nicht verunsichern, wenn Ihnen Ihre Prägungen und die Übertragungshypothesen vielleicht noch nicht so hundertprozentig klar sind – das Formulieren der Prägungen und der Übertragungshypothesen ohne therapeutische Hilfe ist wirklich nicht einfach! Es kann auch gut sein, dass Ihnen beim Weiterlesen und beim Kennenlernen des Kiesler-Kreises (Kap. 5) und der Situationsanalyse (Kap. 6) auf einmal deutlich wird, welche Situationen Ihnen besonders schwer fallen oder wovor Sie sich am meisten fürchten. Sie können im Laufe der Zeit immer wieder auf diese Seiten zurückblättern bzw. Ihre Arbeitsblätter immer mal wieder zur Hand nehmen und überlegen, ob Sie neue Erkenntnisse bzgl. der Prägungen und Übertragungshypothesen gewonnen haben. Vielleicht hilft es Ihnen auch, wenn Sie sich ab jetzt einmal bewusster beobachten – wie ein Detektiv. So haben Sie die Chance, Ihre Stolpersteine »auf frischer Tat zu ertappen«. Wir hoffen, dass Sie in jedem Fall nun jedoch schon besser verstehen, wie Ihre Mauer entstanden ist und warum diese bis heute besteht. In den folgenden Kapiteln werden Sie nun Strategien an die Hand bekommen, diese Mauer zu überwinden.

Teil 2

Wie kann ich die Mauer überwinden?

5 Wie wirke ich auf andere? Der Kiesler-Kreis

Beispiel

Frau Rosenzweig hat sich in der ersten Phase ihrer CBASP-Therapie intensiv mit ihrer Vergangenheit auseinandergesetzt. Dies hat ihr sehr geholfen zu verstehen, wie sie der Mensch geworden ist, der sie heute ist. Doch wirklich besser geht es ihr durch diese neuen Einblicke nicht. Nach wie vor hat sie in ihrem heutigen Alltag häufig Probleme, denn ihr Verhalten kann sie nicht so schnell verändern: Sie ist weiter so sehr darauf konzentriert, keine Fehler zu machen, dass sie sich eigentlich immer nach anderen richtet. Dabei bekommt sie gar nicht mit, wie sie auf andere wirkt und wie andere auf sie reagieren. Häufig macht sie sich nach schwierigen Situationen sehr viele Gedanken und fühlt sich schlecht.

Viele Menschen mit einer chronischen Depression haben wie Frau Rosenzweig Schwierigkeiten, eine Verbindung zwischen sich selbst und der Umwelt herzustellen – das liegt zu einem großen Teil an der Mauer, die sie um sich herum aufgebaut haben (vgl. Kap. 2 und 3). Bei vielen Therapieprogrammen, die sich mit Beziehungen und Kontaktaufnahme zu anderen Menschen beschäftigen, geht es vor allem darum, Kommunikationsfertigkeiten zu trainieren. Beispielsweise wird in sogenannten Trainings sozialer Kompetenzen v. a. eingeübt, wie man Nein sagt, sein Recht besser einfordern kann, mit anderen Menschen Probleme bespricht oder generell auf andere Menschen zugeht, um neue Kontakte zu knüpfen oder Freundschaften zu schließen. Diese Programme sind für viele Menschen hilfreich und nützlich, betrachten aber letztlich nur eine Seite der Medaille, nämlich den Betroffenen selbst. Zwischenmenschliche Situationen werden allerdings immer von mindestens zwei Personen beeinflusst. Daher ist es so wichtig, auch die Perspektive und die Reaktion aller beteiligten Personen mit einzubeziehen. Für Menschen mit einer chronischen Depression geht es außerdem auch häufig nicht nur darum, bestimmte Fertigkeiten zu lernen. Noch wichtiger ist es für sie, die Erfahrung zu machen, dass sie selber auch Teil der Gesellschaft sind und durch ihr eigenes Verhalten etwas bewirken und verändern können. Um alle diese Punkte zu berücksichtigen, ist es besonders wichtig, eine → *interpersonelle* Perspektive einzunehmen. Das bedeutet, nicht nur sich selbst, sondern vor allem das Zusammenspiel von zwei oder mehreren Personen zu betrachten. In diesem Kapitel möchten wir Ihnen daher nun ein – wie viele unserer behandelten Patienten und wir selbst finden – sehr hilfreiches Modell zum Umgang mit anderen Menschen vorstellen: den sogenannten → Kiesler-Kreis. Der Kiesler-Kreis hilft Ihnen einzuschätzen, wie Sie auf andere Menschen wirken bzw. wie andere Menschen auf Sie reagieren.

Das Modell heißt *Kiesler-Kreis,* weil es der amerikanische Psychologe Prof. Donald Kiesler auf Basis seiner Forschungen entwickelt hat. Die Bezeichnung *Kreis* hat er gewählt, da sich die zwischenmenschlichen Reaktionen sehr gut in Form eines Kreises abbilden lassen, bei dem es zwei Haupt- und zwei Nebenachsen gibt, wobei sich die zwischenmenschlichen Aktionen und Reaktionen diesen Achsen sehr gut zuordnen lassen. Bevor wir Ihnen den Kiesler-Kreis mit einigen Beispielen genauer beschreiben, möchten wir noch betonen, dass dieses Modell nicht für die Psychotherapie oder generell den klinischen Kontext entwickelt wurde. Es beschreibt ganz allgemein menschliches Verhalten. Wir haben in unseren Therapien, aber auch in den CBASP-Seminaren die Erfahrung gemacht, dass dieses Modell für viele Betroffene, deren Angehörige, aber auch für die Therapeuten in besonderer Weise hilfreich ist, gerade weil es sich auf menschliches Verhalten allgemein bezieht. Daher kann jeder von uns von einem sogenannten »Kiesler-Kreis-Training« profitieren. Da er sehr leicht nachvollziehbar ist, eignet sich der Kiesler-Kreis auch sehr gut, um selbstständig mit ihm zu arbeiten.

5.1 Was genau ist der Kiesler-Kreis?

5.1.1 Nähe oder Distanz?

Wir hoffen, dass wir Sie nun neugierig gemacht haben, was sich hinter dem Kiesler-Kreis bzw. dem »Kiesler-Kreis-Training« verbirgt. Ein wichtiges Grundprinzip beim Kiesler-Kreis beschreibt der Leitsatz *Aktion erzeugt Reaktion.* Wir möchten Ihnen dies im Folgenden näherbringen. Prof. Kiesler hat beobachtet, dass bestimmte Verhaltensweisen bei anderen Menschen häufig sehr ähnliche Reaktionen auslösen. Wenn Sie einer anderen Person zum Beispiel freundlich begegnen, ist es wahrscheinlich, dass diese Person auch freundlich reagieren wird und Nähe entsteht. In einem indischen Sprichwort ist dieses Prinzip sehr passend festgehalten:

»Das Lächeln, das du aussendest, kehrt zu dir zurück.«

Ebenso ist es, wenn Sie sich eher unfreundlich oder kühl verhalten: Ihr Gegenüber wird Ihnen dann wahrscheinlich auch eher kühl und unfreundlich begegnen, sodass keine Nähe, sondern Distanz entsteht. Bisher haben wir Ihre Aktion und die Reaktion anderer Menschen beschrieben, aber natürlich treffen diese Gesetzmäßigkeiten auch umgekehrt zu: Wenn eine Person Ihnen freundlich begegnet, fühlen Sie sich dieser eher nahe und sind wahrscheinlich ebenfalls freundlich, als wenn sich diese Person Ihnen gegenüber unfreundlich oder distanziert verhält. Diese Verhaltenstendenzen gelten übrigens sowohl in engen, vertrauten Beziehungen als auch bei Begegnungen zwischen zwei Menschen, die sich vorher kaum oder gar nicht kannten. Wenn wir herzlich und liebevoll mit unserem Partner oder Freund umgehen, wird dieser das eher erwidern. Wenn wir sauer, ärgerlich oder abweisend sind, müssen wir uns nicht wundern, sollte dieser uns ebenso begegnen. Auch hier verdeutlicht ein bekanntes Sprichwort sehr treffend diesen allgemeinen Mechanismus:

»Wie man in den Wald hineinruft, so schallt es heraus.«

Konkret können wir für den Kiesler-Kreis die folgenden Regeln festhalten (s. a. die Zeichnung auf S. 97):

- Freundlichkeit löst Freundlichkeit aus und erzeugt Nähe
- Feindseligkeit löst Feindseligkeit aus und erzeugt Distanz

Der Begriff *Feindseligkeit* meint im Kiesler-Kreis nicht unbedingt eine aktive oder gar aggressive Feindseligkeit, weshalb der Begriff *Distanz* oft besser diese Verhaltensdimension beschreibt. Analog können wir statt *Freundlichkeit* auch den Begriff *Nähe* verwenden.

Experiment zu Nähe und Distanz

Überlegen Sie einmal: Wie reagieren Mitmenschen in der Regel auf Sie, wenn Sie diese anlächeln und freundlich auf sie zugehen? Oder wenn Sie eher kühl, distanziert und unfreundlich sind, was Sie beispielsweise auch durch einen grimmigen Blick unterstreichen können? Machen Sie doch einmal ein kleines Experiment und versuchen Sie, sich in einer bestimmten Situation ganz bewusst entweder freundlich oder eher unfreundlich zu verhalten. Dabei können Sie beobachten, wie andere Personen auf Ihr Verhalten reagieren. Für diesen Versuch bieten sich als Situationen zum Beispiel das Bestellen von Brötchen in einer Bäckerei oder das Bezahlen von Lebensmitteln in einem Supermarkt an. Was fällt Ihnen auf? Bei diesem Experiment können Sie auch beobachten, welches Verhalten Ihnen leichter fällt.

(1) Reaktionen anderer, wenn ich freundlich-nah bin:

____

____

(2) Reaktionen anderer, wenn ich unfreundlich und distanziert bin:

____

____

(3) Welche Verhaltensweisen (freundlich-nah oder unfreundlich-distanziert) fallen mir leicht/liegen mir näher?

____

____

Beispiel

Frau Rosenzweig hat noch nie *gezielt* versucht, freundlich oder besonders feindselig zu jemandem zu sein. Als ihre Therapeutin ihr den Kiesler-Kreis erklärt, fallen ihr jedoch spontan viele ▶

Situationen bei Spaziergängen mit ihrem Hund ein, in denen sich diese Mechanismen gut beobachten lassen: Wenn sie andere Hundebesitzer freundlich grüßt, grüßen die allermeisten auch freundlich zurück. Es würden sich daraufhin ab und zu auch sehr nette Gespräche ergeben, sodass Nähe entsteht. Besonders hilfreich ist dabei natürlich auch, wenn sich die Hunde freundlich beschnüffeln und sich mögen. Ebenso sei ihr jedoch auch aufgefallen, dass sie bei ihren Spaziergängen immer wieder auf Menschen treffe, die schon mit einem unfreundlichen Gesicht daherkämen. Bei diesen falle es ihr wesentlich schwerer, freundlich zu grüßen. Sie sage dann meistens gar nichts, schaue weg und gehe weiter. Es kann natürlich auch Distanz entstehen, wenn sich die Hunde anbellen oder gar beißen.

5.1.2 Offenheit oder Verschlossenheit?

Nun kann man Nähe und Distanz bzw. Freundlichkeit und Feindseligkeit auch als zwei Pole der Achse *Zugehörigkeit* betrachten. Dies ist eine der beiden Hauptachsen in unserem *Kiesler-Kreis.* Die zweite Hauptachse lässt sich als Achse der *Kontrolle,* der Aktivität oder des Einflusses bezeichnen: Wie sehr nehme ich aktiv Einfluss auf die Begegnung? Wie sehr kontrolliere ich, was passiert? Die beiden Pole sind hier: *Dominanz* und *Submissivität* (oder auch: Unterwürfigkeit). Im Vergleich zur ersten Hauptachse ist es hier genau umgekehrt: Ein besonders bestimmtes, aktives und dominantes Verhalten führt in der Regel *nicht* dazu, dass das Gegenüber ebenso bestimmt, aktiv und dominant ist – sondern sich eher unterordnet und passiv verhält. Ebenso ist es aber auch andersherum: Wenn man selbst eher dazu neigt, sich passiv anderen unterzuordnen, werden andere Menschen in der Umgebung automatisch eher »das Ruder übernehmen« und aktiver sein. Zum Beispiel wird häufig von den sogenannten Alpha-Männchen (oder -Weibchen) gesprochen, denen sich andere automatisch unterordnen. Bei Paarbeziehungen hingegen gibt es den Ausspruch, einer der Partner stehe »unter dem Pantoffel« des anderen. Dies sind natürlich sehr extreme Beispiele, die den Eindruck erwecken, dass es sich hierbei um eine Charaktereigenschaft handelt, die gar nicht veränderbar ist. Es ist aber vielmehr so, dass wir unterschiedliche Verhaltenstendenzen zeigen, je nachdem mit wem wir gerade zusammen sind, in welcher Situation wir uns befinden und welche Ziele wir gerade verfolgen. Stellen Sie sich zum Beispiel vor, dass Sie mit einem guten Freund ein gemeinsames Abendessen planen, bei dem Sie für den Nachtisch und Ihr Freund für den Hauptgang verantwortlich sind. Damit Sie beide nichts vergessen, beschließen Sie, die Zutaten gemeinsam der Reihe nach in einem Supermarkt zu kaufen: zunächst alles für den Hauptgang, danach alle Zutaten für den Nachtisch. Solange Ihr Freund die Zutaten für sein Gericht sucht, wird er eher aktiv sein, die Richtung bestimmen und Sie gehen eher passiv mit, d. h. Sie ordnen sich unter. Wenn Sie dann die Zutaten für das Dessert suchen, kehrt sich dies um und Sie übernehmen die Führung. Wenn Sie beide darauf bestehen, die Richtung anzugeben, werden Sie entweder getrennt voneinander Ihre Einkäufe erledigen oder es könnte ein Streit entstehen. Wenn Sie beide versuchen sich unterzuordnen, passiv zu sein und den anderen entscheiden zu lassen, werden Sie wahrscheinlich sehr lange brauchen, um Ihre Zutaten zusammen zu bekommen. Wichtig zu betonen ist, dass wir in unserer Arbeit mit Patienten festgestellt haben, dass es oft einfacher und treffender ist, *offen* oder auch *aktiv* anstelle von dominant und *verschlossen* oder auch *passiv* anstelle von unterwürfig zu sagen. Denn der Begriff dominant ist im Deutschen eher mit negativen Vorstellungen verbunden. Im Modell ist das aber gar nicht gemeint.

Beispiel

Als **Herrn Stubenrausch** das Verhältnis von Dominanz und Unterwürfigkeit im Kiesler-Kreis erklärt wird, erzählt er: »Ja, das kenne ich gut. Zum Beispiel schaffe ich es nie, mich in einem Restaurant zu beschweren. Ich esse eher stumm meine versalzene Suppe oder trinke den verkorksten Wein, als dass ich mich traue, mich zu beschweren. Und natürlich lacht sich der Kellner ins Fäustchen, dass er endlich seinen schlechten Wein losgeworden ▶

ist. So etwas passiert mir auch bei der Arbeit. Mein Chef nutzt mich auch die ganze Zeit aus. Ich bin der einzige im Büro, der ständig Überstunden macht, aber trotzdem nicht befördert wird. Ich schaffe es nie, »Nein« zu sagen oder mich zu beschweren. Mit mir kann man es ja machen …«

Experiment zu Dominanz/Unterwürfigkeit

Damit es für Sie etwas anschaulicher wird, können Sie auch hier einen Selbstversuch unternehmen. Was denken Sie, zu welchem Verhalten Sie eher neigen? Gibt es Situationen mit bestimmten Personen, in denen Sie eher dominant bzw. offen und aktiv auftreten und welche, in denen Sie sich eher unterordnen, verschließen und sich passiv verhalten? Nehmen Sie eine der beiden Positionen häufiger ein? Wie verhalten Sie sich beispielsweise im Restaurant oder in einer Imbissbude, wenn Sie ein Gericht bekommen, mit dem Sie nicht zufrieden sind? Sie können beide Verhaltensweisen in der nächsten Zeit bewusst ausprobieren und dabei beobachten, wie Sie sich fühlen und wie Ihr Gegenüber auf Sie reagiert. Wenn Sie mögen, befragen Sie auch einen guten Freund dazu! Was fällt Ihnen auf?

(1) Mit wem und wann bin ich eher dominant/offen/aktiv? Wie fühle ich mich dabei? Wie reagieren andere dann auf mich?

____

____

(2) Mit wem und wann bin ich eher unterwürfig/verschlossen/passiv? Wie fühle ich mich dabei? Wie reagieren andere dann auf mich?

____

____

(3) Welche der Verhaltensweisen (dominant/offen/aktiv versus unterwürfig/verschlossen/passiv) sind häufiger/liegen mir näher?

____

____

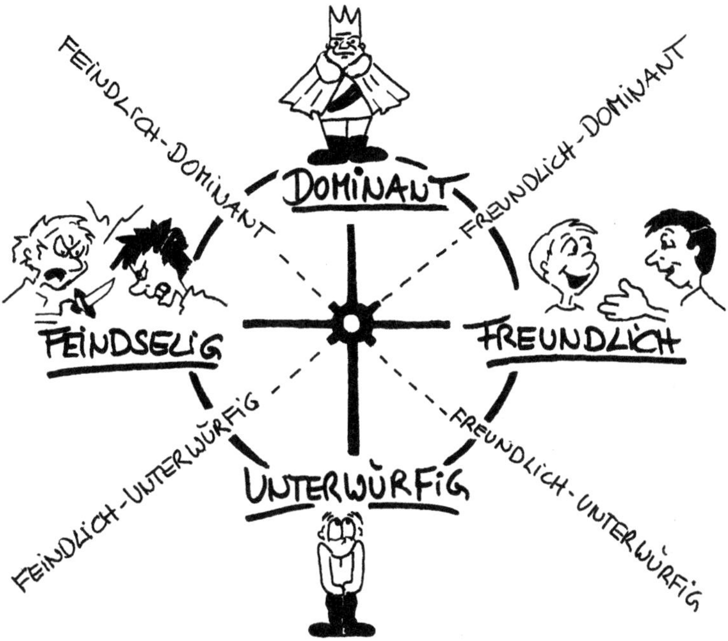

5.1.3 Die Haupt- und Nebenachsen im Kiesler-Kreis

Zusätzlich zu den beiden Hauptachsen *Dominanz-Unterwürfigkeit* und *Freundlichkeit-Feindseligkeit,* die wir Ihnen soeben erläutert haben, tauchen häufig auch Mischformen der beiden Haupttendenzen auf – diese kann man auch als Nebenachsen im Kiesler-Kreis bezeichnen. So kann man zum Beispiel *freundlich-dominant* oder *feindselig-dominant* auftreten. Das Gegenüber kann *freundlich-unterwürfig* oder *feindselig-unterwürfig* reagieren. Bei diesen Mischformen gibt es nämlich ebenso Reaktionen, die wahrscheinlicher eintreffen als andere. Wenn Sie freundlich, jedoch zeitgleich auch bestimmt (*freundlich-dominant* bzw. *nah-offen*) ihr Anliegen vortragen, z. B. dass die Suppe leider lauwarm ist und Sie daher bitte eine neue Suppe bekommen möchten, ist es wahrscheinlich, dass die Bedienung sich leicht unterwürfig entschuldigt, dabei aber ebenfalls freundlich bleibt und Ihnen ohne Einwände hervorzubringen eine neue, heiße Suppe bringt (*freundlich-unterwürfig bzw. nah-verschlossen*). Dabei ist die Grundstimmung insgesamt positiv und es entsteht Nähe. Wenn aber beispielsweise Ihr Chef bei der Arbeit laut wird, Sie anschreit, als Nichtsnutz beschimpft und unter Druck setzt, eine Aufgabe noch unbedingt heute zu erledigen (*feindselig-dominant bzw. distanziert-offen*) – wie würden Sie reagieren? Möglicherweise fällt es Ihnen jetzt schwer, ebenfalls dominant zu reagieren. Viele Menschen trauen sich in solch einer Situation nicht, dem Chef zu sagen, dass sie noch viele andere Dinge zu erledigen haben und nehmen letztlich Überstunden in Kauf. Sie reagieren dann unterwürfig/verschlossen, weil sie ihm nicht sagen, was sie eigentlich wollen und denken (»Ich will und kann die Aufgabe nicht übernehmen, da ich noch so viel anderes zu tun habe«). Zudem werden sie auch distanziert erscheinen, weil sie zum Beispiel den Chef nicht mehr anlächeln, vielleicht kaum anschauen und möglicherweise nur schweigen. Diese Reaktion kann man im Kiesler-Kreis dann als *feindselig-unterwürfig* bzw. *distanziert-verschlossen* einordnen. Höchstwahrscheinlich fühlen sie sich dann sehr ungerecht behandelt und ärgern sich über ihren Chef. Und auch ein bisschen über sich selbst, weil sie ihm nicht die Meinung sagen konnten.

Wir haben bereits beschrieben, dass man anstelle von *Dominanz und Unterwürfigkeit* synonym die Bezeichnungen *Offenheit* und *Verschlossenheit* und für die Begriffe *Feindseligkeit und Freundlichkeit* die Begriffe *Nähe* und *Distanz* verwenden kann. Nach unserer Erfahrung hilft es vielen Menschen auch, sich noch weitere Begriffe zu überlegen, die für sie besser ausdrücken können, was sich genau hinter den acht Dimensionen verbirgt. Das kann auch nützlich sein, um sich über Gefühle und Gedanken klar zu werden, die mit den einzelnen Verhaltenstendenzen im Kiesler-Kreis verbunden sein können.

In Arbeitsblatt 5.1 sehen Sie daher den vollständigen Kiesler-Kreis mit den Verhaltenstendenzen symbolisiert durch Pfeile dargestellt. Auch in den Online-Materialien finden Sie diese Abbildung vom Kiesler-Kreis. Dieser wird hier um Begriffe ergänzt, die stationäre CBASP-Patienten des Universitätsklinikums Freiburg den acht »Stationen« im Rahmen einer Gruppenarbeit während der CBASP-Psy-

Arbeitsblatt 5.1	Der Kiesler-Kreis mit psychologischen Begriffen zur Beschreibung

Anbei sehen Sie den Kiesler-Kreis einschließlich der acht Dimensionen und deren Wirkungen (gekennzeichnet durch die Pfeile). Zudem finden Sie weitere Adjektive, welche die acht Dimensionen näher beschreiben. Diese Wörter haben CBASP-Patienten der Uniklinik Freiburg während eines Kiesler-Kreis-Trainings in der CBASP-Psychotherapiegruppe gefunden.

Feindselig-Dominant, Distanziert-Offen
bestrafend, rachsüchtig, überkritisch, belehrend, rivalisierend, nicht zu Wort kommen lassend, Beleidigungen, Vorwürfe/Anschuldigungen, scharfer Ton, angriffslustig

Dominant, Offen
klar, deutlich, selbstsicher, selbstbewusst, durchsetzend, kontrollierend, beharrlich

Freundlich-Dominant, Nah-Offen
selbstbewusst-nett-offen, Führung übernehmend, annehmend, extrovertiert, spontan, menschlich, persönliche Gefühle zeigend

Feindselig, Distanziert
unfreundlich, übergriffig, streitsüchtig, ablehnend, offene Angriffe, abblocken, kühl

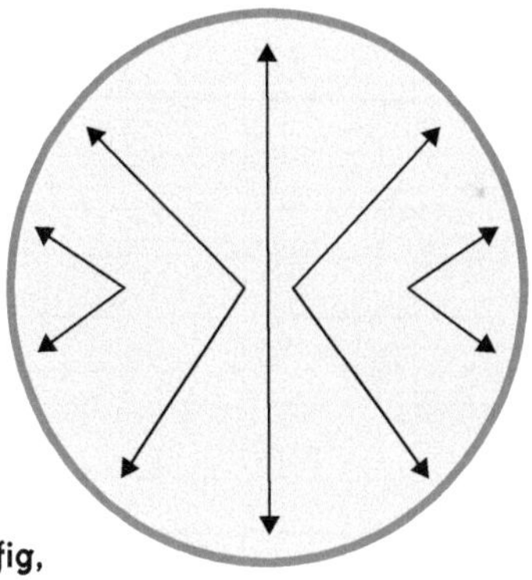

Freundlich, Nah
hilfsbereit, kooperativ, offen, wertschätzend, warm, herzlich, nah

Feindselig-Unterwürfig, Distanziert-Verschlossen
zurückgezogen-teilnahmslos, zurückhaltend-übervorsichtig, ängstlich, nervös, hilflos, selbstbeschuldigend, unbeteiligt, falsche Versprechen machend, isoliert, einsam

Unterwürfig, Verschlossen
demütig, hilflos, klein

Freundlich-Unterwürfig, Nah-Verschlossen
freundlich-untätig, schmeichlerisch, (übertrieben-)lobend, (über)vertrauensvoll, schnell verunsichert, hilfsbedürftig

chotherapiegruppe zugeordnet haben. Vielleicht helfen Ihnen die Begriffe unserer Patienten dabei, für sich eine bessere Vorstellung zum Kiesler-Kreis zu bekommen.

Übung zur Vertiefung

Welche Wörter helfen Ihnen bei der Beschreibung des Kiesler-Kreises?

Dominant: *Offen, aktiv, bestimmt, direkt, entschieden, …*

____

____

Freundlich-Dominant: *selbstbewusst, nett, offen, energisch, spritzig, …*

____

____

Freundlich: *warm, herzlich, nah, hilfsbereit, …*

____

____

Freundlich-Unterwürfig: *folgsam, artig, schüchtern, …*

____

____

Unterwürfig: *verschlossen, passiv, zurückhaltend, demütig, …*

____

____

Feindselig-Unterwürfig: *desinteressiert, unehrlich, resigniert, …*

____

____

Feindselig: *kalt, hart, distanziert, unfreundlich, kühl, …*

____

____

Feindselig-Dominant: *aggressiv, laut, unfair, verletzend, …*

____

____

Hinweis zur Übung: Einige der Begriffe passen zu mehreren Bereichen des Kiesler-Kreises. Das liegt daran, dass bei den Mischformen verschiedenen Tendenzen zusammenspielen.

5.2 Wo stehe ich im Kiesler-Kreis?

Sicherlich haben Sie auch bereits festgestellt, dass jeder Mensch im Kiesler-Kreis einige Bereiche findet, in die er quasi automatisch verfällt und andere, die ihm sehr schwer fallen. Vielleicht sind Ihnen anhand der bisherigen Übungen auch Verhaltensweisen aufgefallen, die Sie häufig anwenden und andere, die für Sie sehr schwierig oder gar nicht denkbar sind. Ein wesentliches Ziel bei der Arbeit mit dem Kiesler-Kreis besteht zunächst darin, Ihr eigenes Verhalten gegenüber anderen Menschen im Kreis einzuordnen, um anschließend die Reaktion der anderen Menschen auf Ihr Verhalten gegebenenfalls besser verstehen zu können. In einer CBASP-Therapie wird deshalb nach der Erläuterung des Modells zunächst besprochen, wie Sie selbst Ihr Verhalten im Kiesler-Kreis einschätzen. Das eigene Verhalten bzw. die eigene Wirkung auf andere wird auch → *Stimuluscharakter* genannt. Der Begriff »Stimuluscharakter« eines Menschen steht für sämtliche Gefühle, Gedanken und Reaktionen, die man durch das eigene Verhalten bei anderen auslöst.

Beispiel

Frau Rosenzweig erzählt, dass sie eigentlich immer versuche, nett, freundlich und angepasst zu sein. Sie mache mit, was andere von ihr wollen, egal ob sie es gerade auch möchte oder nicht. So wirke sie wohl in vielen Situationen *freundlich-unterwürfig,* also nah aber gleichzeitig auch verschlossen und passiv. Sie merke aber auch, dass sie sehr verunsichert sei, wenn andere sich ihr gegenüber unfreundlich verhalten. Dann wisse sie nicht, wie sie reagieren solle. Zum Beispiel habe sie gestern Simone – ihre neue Nachbarin – zum Stadtbummel abholen wollen, was beide zuvor verabredet hätten. Simone hätte die Tür geöffnet und dann sofort sehr laut und unfreundlich zu ihr gesagt: »Lass mich in Ruhe, ich geh heute nicht aus dem Haus und will niemanden sehen!«
Frau Rosenzweig sei sprachlos gewesen, habe nichts gesagt, sich umgedreht und sei gegangen. Danach habe sie jedoch lange gegrübelt, was sie wieder falsch gemacht haben könnte. Solche ▶

Situationen erlebe sie häufiger. Auf die Frage der Therapeutin, wo sie sich in solchen Situationen selbst im Kiesler-Kreis einordnen würde, sagt sie sofort *freundlich,* aber auch *unterwürfig.* Die Therapeutin fragt noch einmal nach, ob dann eher Nähe oder Distanz zu der anderen Person entstehe. Nach einigem Überlegen sagt sie »wahrscheinlich doch eher Distanz. Ich gehe ja meistens weg und spreche dann auch erst mal nicht mehr mit der Person. Zudem sage ich nicht, was ich denke – also wirke ich wohl *feindselig-unterwürfig,* also distanziert und gleichzeitig verschlossen.«

Beispiel

Nachdem **Herr Stubenrausch** von den Situationen im Restaurant und mit seinem Arbeitgeber berichtet hat, seufzt er und sagt, dass es in seinem Leben wohl sehr viele solcher und ähnlicher Situationen gibt. Die Therapeutin fragt ihn, wo er dieses Verhalten im Kiesler-Kreis einordnen würde. Auch er ordnet sich bei *feindselig-submissiv* also distanziert-verschlossen ein.

Können Sie diese Einordnungen bei *feindselig-unterwürfig,* also *distanziert-verschlossen* nachvollziehen? Herr Preller ordnet seinen Stimuluscharakter etwas anders ein.

Beispiel

Herrn Preller fällt es eher schwer, sein Verhalten im Kiesler-Kreis einzuordnen. Auf die Nachfrage seiner Therapeutin, welche Situationen für ihn typisch seien, beschreibt er Situationen, in denen er wütend wurde. Besonders schlimm sei es damals in der Beziehung mit seiner Frau gewesen, da sei er oft sehr laut und wütend geworden. Er berichtet, dass er am Wochenende oft daheim an wichtigen Projekten habe arbeiten müssen. Seine Frau sei dann manchmal zu ihm ins Arbeitszimmer gekommen – mit so unwichtigen Fragen wie z. B. was er zu Mittag essen möchte ▸

oder ob sie abends etwas unternehmen wollen. Er habe sie dann oft angeschrien. Die Therapeutin bittet ihn, diese Situation einmal nachzustellen, wobei sie die Rolle der Frau übernimmt. In dem kleinen Rollenspiel wird deutlich, dass Herr Preller sehr laut und wütend schreit: »Hör auf mich zu nerven! Siehst du nicht, dass ich Wichtigeres zu tun habe?!« Bei der Nachbesprechung dieses kurzen Rollenspiels erkennt Herr Preller, dass er in dem Moment wirklich offen sagt, was er denkt, also *dominant* sei. Aber durch den Tonfall und die Art und Weise wirke er wohl sehr *feindselig*, seine Frau sei dann auch immer schnell hinausgegangen und habe nicht mehr mit ihm gesprochen. Irgendwann habe sie sich ja auch getrennt – also absolut distanziert … Herr Preller kann also erkennen, dass sein wütend-lautes Verhalten im Kiesler-Kreis bei *feindselig-dominant* einzuordnen ist und seine Frau sich dann ja auch entsprechend *feindselig-unterwürfig* (oder auch: distanziert-verschlossen) zurückgezogen hat.

An den drei Fallbeispielen sehen Sie, dass die Erfahrungen und das Verhalten der Betroffenen ganz unterschiedlich aussehen können. Sie hängen häufig eng mit den → Prägungen zusammen, die ein Mensch mitbekommen hat. Mit den Prägungen haben wir uns bereits ausführlich im Kapitel 3 beschäftigt. So hat Frau Rosenzweig z. B. gar keine Schwierigkeiten damit, freundlich auf andere Menschen zuzugehen oder *freundlich-unterwürfig* auf andere zu reagieren. Denn sie achtet ja aufgrund ihrer Prägung »*Ich darf keine Fehler machen und muss mich ständig kontrollieren.*« sehr darauf, es anderen recht zu machen. Bei Herrn Stubenrauch ist es genau andersherum. Er hält gerne Abstand von Menschen, sodass es ihm nicht sonderlich schwerfällt, feindselig zu sein und »sich Leute vom Hals zu halten«. Er findet es dafür sehr schwierig, wirklich freundlich, warm und herzlich zu reagieren und damit Nähe zuzulassen. Auch das passt genau zu seiner Prägung, die er durch die Beziehungserfahrungen mit seiner Mutter erhalten hat: »*Ich darf keine Schwächen zeigen (insbesondere nicht weinen), denn dann werde ich abgelehnt.*« Herr Preller hingegen neigt zu den impulsiven Wutausbrüchen, weil er durch seinen Vater früh gelernt hat: »*Nur wenn ich mich wehre, kann ich überleben.«* Auch die Prägung, welche durch seinen ältesten Bruder entstanden ist, erklärt dieses heutige, oft *feindselig-dominante* Verhalten: *»Der Stärkste setzt sich durch. Ich darf keine Schwäche zeigen.«*

Viele der chronisch depressiven Patienten schätzen sich selbst übrigens zu Beginn einer CBASP-Therapie als vorwiegend *distanziert-verschlossen* bzw. *feindselig-unterwürfig* ein. Einige andere – wie Herr Preller – ordnen ihr Verhalten jedoch auch als *distanziert-offen,* also *feindselig-dominant* ein. Das ist aufgrund der Prägungen und der »Mauer« sehr gut nachvollziehbar: Zu diesem Zeitpunkt ist die Mauer noch nicht überwunden, die Patienten befinden sich noch – distanziert von anderen Menschen – hinter der Mauer. In den letzten Kapiteln haben Sie gelernt, wofür andere Menschen und vielleicht auch Sie selbst diese Mauer errichtet haben und brauchen. Durch die Prägung ist dieses Verhalten sehr gut zu verstehen. Die Einschätzung des eigenen *Stimuluscharakters* im Kiesler-Kreis ist eine weitere hilfreiche Vorbereitung, die Sie benötigen, um sich auf Ihre Reise über oder durch die Mauer zu begeben.

Übung: Einschätzung des eigenen Stimuluscharakters

Sie haben sich in den vorherigen Übungen bereits damit auseinandergesetzt, welches Verhalten Ihnen im Kiesler-Kreis leichter fällt und bei welchem Verhalten Sie Schwierigkeiten haben. Vielleicht möchten Sie nun auch Ihren eigenen Stimuluscharakter im Kiesler-Kreis bestimmen? Möglicherweise geht es Ihnen dabei wie Frau Rosenzweig und Herrn Stubenrausch und Sie wissen sofort, wo Sie sich wiederfinden. Oder Sie benötigen noch etwas Zeit und Hilfe dabei wie Herr Preller. Falls das der Fall sein sollte, können Sie für sich die folgenden Fragen beantworten, die Ihnen bei der Einordnung im Kiesler-Kreis helfen könnten:

- Haben Sie Schwierigkeiten damit, Ihre Meinung zu sagen oder auf Ihre eigenen Bedürfnisse zu achten?
  (*Ja:* eher submissiv/verschlossen).
- Stoßen Sie andere Menschen vielleicht öfter vor den Kopf?
  (*Ja:* eher feindselig/distanziert).

▶

- Sind Sie eher ein Mensch, der viel Nähe zu anderen zulassen kann? (*Ja:* eher freundlich/nah).
- Fällt es Ihnen leicht, offen über sich zu sprechen? (*Ja:* eher dominant/offen).

Um die genaue Bestimmung des Stimuluscharakters zu erleichtern, wurde ein Fragebogen entwickelt: das Impact Message Inventory (IMI; Kiesler & Schmidt, 1993; deutsche Übersetzung IMI-R; Caspar, 2002). Dieser Fragebogen ist besonders wertvoll, da ihn jemand anderes über Sie ausfüllt. Denn Sie möchten ja herausfinden, wie Sie auf andere wirken. Daher ist diese Einschätzung durch ein Gegenüber so hilfreich. Sie selbst schätzen wiederum ein, wie Ihr gegenüber auf Sie wirkt. Auf diese Weise erhalten Sie eine gegenseitige Einschätzung darüber, wie Ihr Gegenüber Sie sieht und wie Sie diese Person wahrnehmen. Der IMI wird zum Beispiel häufig am Anfang einer CBASP-Therapie vom Patienten und vom Therapeuten ausgefüllt. Auch in der Mitte und am Ende einer Therapie kann er gut eingesetzt werden, um Veränderungen festzustellen. Die Ergebnisse des Fragebogens lassen sich durch eine Linie in den Kiesler-Kreis eintragen.

Beispiel

Auch Herr Stubenrausch und seine Therapeutin haben den IMI nach der ersten Sitzung füreinander ausgefüllt. Die Abbildung 5.1 gibt das Resultat beider Auswertungen wieder. Entsprechend seiner eigenen Einschätzung nimmt auch die Therapeutin Herrn Stubenrausch nach der ersten Sitzung vor allem verschlossen und distanziert wahr und noch wenig offen und nah. Die Therapeutin hingegen wird von Herrn Stubenrausch vor allem nah und offen wahrgenommen.

▶

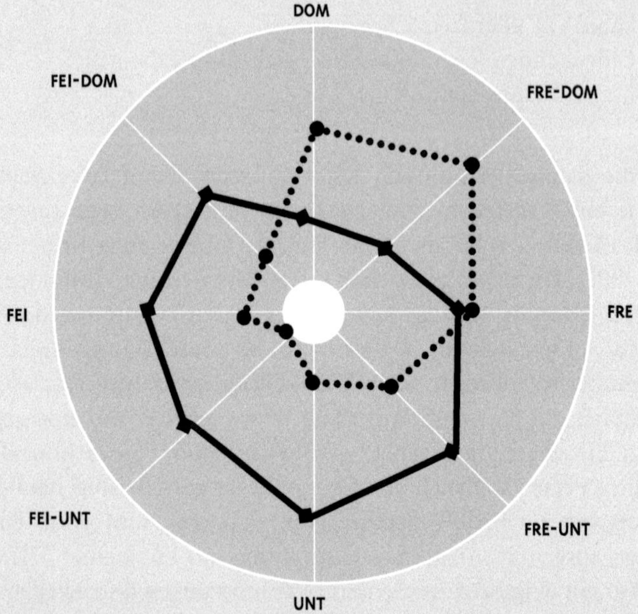

Abbildung 5.1 IMI-Auswertung (Kiesler & Schmidt, 1993; deutsche Übersetzung IMI-R; Caspar, 2002): Ergebnisse der Einschätzung der Therapeutin von Herrn Stubenrausch (durchgehende Linie) und von Herrn Stubenrausch über seine Therapeutin (gepunktete Linie) bezogen auf die Dimensionen des Kiesler-Kreises. Je näher sich ein Punkt am äußeren Kreis befindet, desto ausgeprägter ist diese Verhaltensdimension; je näher er sich am inneren Kreis befindet, desto geringer ist diese Verhaltenstendenz beobachtbar.

Nachdem Sie sich jetzt mit dem Kiesler-Kreis und Ihrer Wirkung auf andere beschäftigt haben, kann es sein, dass Sie sich traurig oder niedergeschlagen fühlen. Vielleicht sind Sie auch erschrocken über sich selbst. Wir möchten daher nochmals betonen, dass dieser Stimuluscharakter – genau wie Ihre Prägungen – veränderbar ist. Wir haben am Anfang des Kapitels bereits gesehen, dass sich der Stimuluscharakter ja auch unterscheiden kann, je nachdem mit wem man es überhaupt zu tun hat. Die wichtigste Botschaft ist aber: *Je besser Sie lernen, sich selbst und andere einzuschätzen, desto mehr können Sie auch ganz bewusst kontrollieren, wie Sie auf andere wirken.* Dadurch wird es für Sie möglich, Situationen besser zu steuern und mehr Kontrolle über zwischenmenschliche Begegnungen zu erhalten. An dieser Stelle haben Sie nun Ihr gesamtes Rüstzeug beisammen, um sich auf den Weg über oder durch die Mauer zu machen. Bevor Sie die Reise starten, sollten Sie sich jedoch auch noch überlegen, wo es eigentlich hingehen soll.

5.3 Wo möchte ich hin im Kiesler-Kreis?

Beispiel

Für **Frau Rosenzweig** steht fest: Sie möchte nicht mehr unterwürfig sein, sondern *freundlich-dominant!* Sie sagt der Therapeutin: »Ich möchte endlich sagen können, was ich will und für mich einstehen. Ich will dabei aber niemanden verletzten und freundlich bleiben können. Das Wichtigste ist für mich, dass ich offener, aktiver und dominanter auftreten kann.« Als weiteres Ziel nennt Frau Rosenzweig, dass sie lernen möchte »auch mal auf den Tisch zu hauen, wenn es notwendig ist«. Sie kann sich aber im Moment gar nicht vorstellen, dass sie sich jemals so verhalten könnte.

Herr Stubenrausch sagt: »Ach, das wär' schön, wenn ich endlich Nähe herstellen könnte. Und offen zu sagen, was ich will und das durchzusetzen wird zwar eh nie klappen, aber das wäre schön.« Für ihn ist es also vor allem wichtig, Freundlichkeit und Nähe zeigen und zulassen zu können. Darüber hinaus möchte er auch *freundlich-dominant* auftreten können (s. a. Zeichnung auf S. 108).

Herr Preller erkennt allmählich, wohin ihn sein *dominant-feindseliges* Verhalten gebracht hat: Seine Frau hat sich getrennt, bei der Arbeit gibt es viele Konflikte, Freunde hat er kaum mehr. Daher sieht er die Notwendigkeit, etwas an seinem Verhalten zu verändern und vor allem zu lernen, seine Wünsche und Gedanken dem Gegenüber freundlicher mitzuteilen. Er will seine impulsiven ▸

Wutausbrüche besser kontrollieren können. Auch er möchte also vor allem lernen, mehr Freundlichkeit und Nähe zu zeigen, also *freundlich-dominantes* und weniger *feindselig-dominantes* Verhalten anzuwenden.

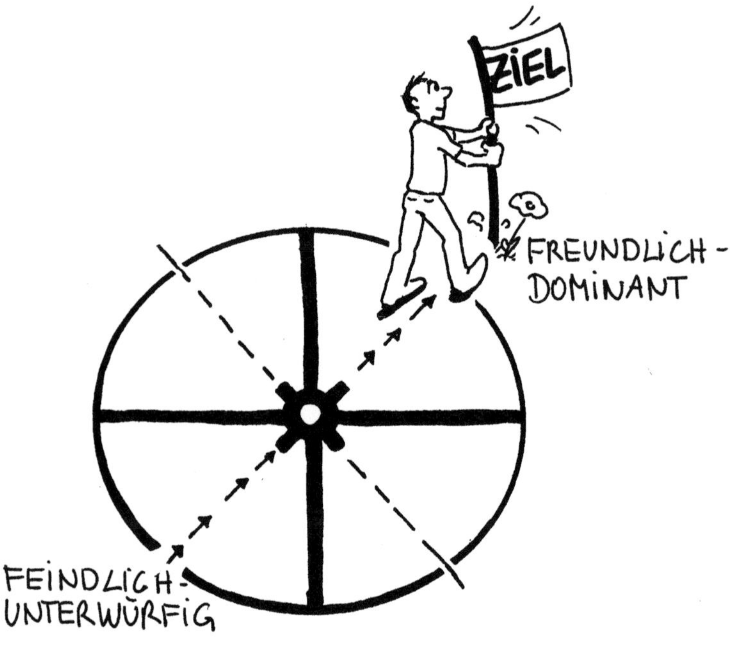

So wie unsere drei Patienten wünschen sich viele Betroffene, freundlicher oder *freundlich-dominanter* auftreten zu können. Sie sehen aber auch, dass sich die Schwerpunkte durchaus unterscheiden: Frau Rosenzweig ist es vor allem wichtig, offener zu sein und für sich einstehen zu können, während Herr Stubenrausch sich wünscht, Nähe herstellen und seine Wünsche offen mitteilen zu können. Dennoch finden sich beide im Kiesler-Kreis wieder und erleben die Arbeit damit als sehr hilfreich. Frau Rosenzweig nennt aber auch noch ein zweites Ziel, welches viele Patienten haben und welches wir auch als sehr wichtig erachten: Sie möchte sich flexibler im Kiesler-Kreis bewegen können und auch Verhaltensweisen einüben, die sie – wenn überhaupt – nur in ganz wenigen Situationen einsetzen möchte. In ihrem Fall ist dies vor allem *feindseliges* und *feindselig-dominantes* Verhalten.

Übung

Wir möchten Sie jetzt dazu einladen, einmal für sich zu überlegen, wohin Sie gern im Kiesler-Kreis »wandern« würden. Möchten Sie wie die Patienten *freundlich-dominanter* werden? Oder eher nur freundlich? Oder möchten Sie Ihr Verhalten und Ihr Auftreten insgesamt besser kontrollieren können und je nach Situation sich frei im Kiesler-Kreis bewegen können? Sie können die folgende Abbildung 5.2 verwenden, um Ihren momentanen Stimuluscharakter einzutragen. Entweder Sie machen sich einfach Notizen oder Sie nutzen zusätzlich die Abbildung des Kiesler-Kreises. Wenn Sie die Abbildung nutzen, können Sie zum Beispiel Ihren aktuellen Stand in einer Farbe (z. B. blau) eintragen und Ihr Ziel in einer anderen Farbe (z. B. rot).

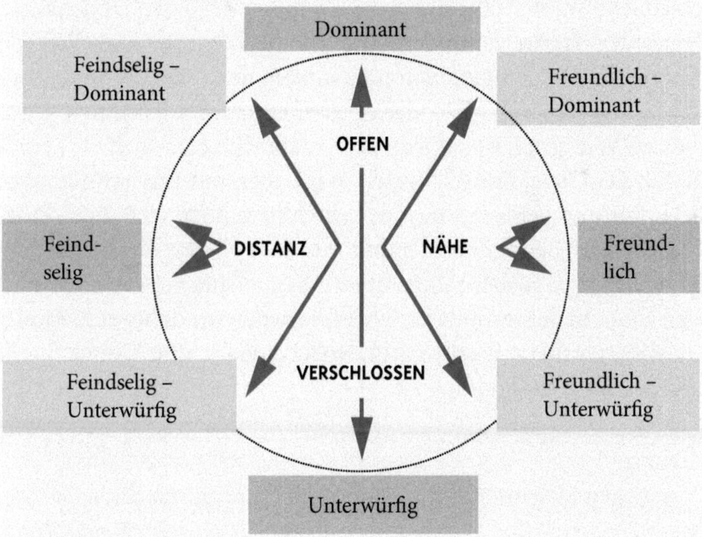

Abbildung 5.2 Der Kiesler-Kreis

▶

Meine Ziele:

____

____

____

____

____

5.4 Das Kiesler-Kreis-Training

Bei unserer Erläuterung des Kiesler-Kreises haben wir darauf hingewiesen, dass Ihr eigenes Verhalten ja auch von dem Ihres Gegenübers abhängt – das ist eine der wichtigsten Botschaften in der Arbeit mit dem Kiesler-Kreis. Darüber hinaus haben Sie in diesem Kapitel die unterschiedlichen Verhaltenstendenzen kennengelernt, sich Gedanken darüber gemacht, welche davon Sie bereits gut beherrschen und was Sie gerne verändern möchten. Und Sie haben sich auch unterschiedliche Wörter überlegt, die Sie mit den einzelnen Dimensionen des Kiesler-Kreises verbinden. Aber was heißt es nun eigentlich ganz konkret, *freundlich-dominant* oder *dominant* zu sein? Woran erkennen Sie, ob jemand *offen* oder doch eher *verschlossen* Ihnen gegenüber ist? Wie genau ist dann die Körpersprache, also auch die Mimik, Gestik, der Gang, der Blick, etc.? Wir haben mit unseren Patienten die Erfahrung gemacht, dass es sehr hilfreich ist, sich auch in der Körper- und Bewegungstherapie mit dem Kiesler-Kreis auseinanderzusetzen, da insbesondere unsere Körpersprache so viel ausdrücken kann. In der stationären Therapie haben wir daher eine Kiesler-Kreis-Körpertherapie entwickelt, wobei eine wichtige Übung hierbei das Kiesler-Kreis-Training ist.

Übung

Versuchen Sie einmal ganz ohne Worte, nur durch Ihren Gesichtsausdruck und Ihre Körperhaltung, die einzelnen »Stationen« des Kiesler-Kreises zu durchwandern. Welcher Gesichtsausdruck passt zu *dominantem, offenem* Verhalten, welcher zu ►

unterwürfigem, verschlossenem? Wozu passt eine aufrechte Körperhaltung, wobei wären Sie vielleicht eher zusammengekauert? Wann würden Sie Blickkontakt herstellen, wann eher wegschauen?

Sie können diese Übung für sich vor dem Spiegel machen. Es bietet sich an, Notizen zu Ihren Beobachtungen zu machen:

Dominant:

____

____

Freundlich-Dominant:

____

____

Freundlich:

____

____

Freundlich-Unterwürfig:

____

____

Unterwürfig:

____

____

Feindselig-Unterwürfig:

____

____

Feindselig:

____

____

Feindselig-Dominant:

____

____

Erweiterung: Sie können diese Übung auch gemeinsam mit mehreren Personen durchführen. Vielleicht haben Sie eine vertraute Person oder einen Partner, der eine jeweils andere Rolle einnehmen kann. Wenn Sie eine Selbsthilfegruppe besuchen, könnten Sie auch dort einmal so eine Übung anregen. Es ist sehr auf- ▶

schlussreich zu beobachten, wie wichtig unsere Körperhaltung und unsere Mimik allein dafür sind, wie man sich fühlt und ob man mit anderen Menschen in Kontakt kommt – auch ganz ohne Worte.

Neben Mimik und Gestik spielen auch andere Dinge eine Rolle, wie zum Beispiel die Lautstärke der Stimme, der Tonfall und natürlich auch die Wortwahl. Sie können eine ähnliche Übung wie die letzte auch mit Stimme, Tonfall und Wortwahl durchführen und sich auch dazu Notizen machen. Am Ende des Kapitels finden Sie das Arbeitsblatt 5.2a, in dem Sie alle Ihre Beobachtungen zusammenfassen können. Einige Beispiele haben wir bereits eingefügt. Diese Beispiele basieren auf Begriffen aus der Körper- und Bewegungstherapie der CBASP-Patienten am Universitätsklinikum Freiburg. In den Online-Materialien finden Sie ergänzend das Arbeitsblatt 5.2b zum Ausdrucken. Dort haben Sie noch mehr Platz für Ihre eigenen Anmerkungen und Beispiele.

In diesem Kapitel haben Sie erfahren, wie Sie den Kiesler-Kreis nutzen können, um das eigene Verhalten und das anderer Menschen ganz genau zu beobachten, zu analysieren und zu verändern: Schaue ich mein Gegenüber eigentlich an? Wie ist meine Körperhaltung? Spreche ich eher laut oder leise? Welche Wörter verwende ich? Sage ich, was ich gerade denke? Bin ich eher aktiv oder passiv? Entsteht durch mein Verhalten eher Nähe oder Distanz? Wir haben Ihnen im letzten Abschnitt dieses Kapitels einige Anregungen gegeben, wie Sie lernen können besser einzuschätzen, wo Sie selbst und andere Menschen stehen. Noch besser und auch einfacher geht das allerdings in ganz konkreten Alltagssituationen in Verbindung mit der Situationsanalyse, die wir Ihnen im folgenden Kapitel vorstellen möchten.

Arbeitsblatt 5.2a Vertiefung zum Kiesler-Kreis

	Stimme (Lautstärke, Tonfall)	Wortwahl (typische Ausdrücke)	Körper (Mimik, Haltung)
Dominant/Offen	Laut, neutraler Tonfall, klare Stimme, klare, direkte Sprache, …	Ich werde jetzt …; Am besten ist, wenn wir jetzt …	Aufrecht, zielstrebiger Gang, gerader Rücken, neutraler, offener Gesichtsausdruck, Blickkontakt halten, ….
Freundlich-Dominant/ Nah-Offen	Normale Stimmlautstärke, Tonfall freundlich und gleichzeitig bestimmt, …	Kann ich jetzt … Ich schlage vor, dass wir jetzt …	Aufrecht, zugewandt, lächeln, auf Menschen zugehen, z. B. Hand geben, längerer Blickkontakt, …
Freundlich/Nah	Warme Stimme, normale Lautstärke, …	Wäre es in Ordnung, wenn … Ich würde jetzt sehr gerne mit dir …, aber nur, wenn du es auch möchtest.	Offen, lächeln, wenn passend auch körperliche Nähe (Hand halten, umarmen), liebevoller Blickkontakt, …
Freundlich-Unterwürfig/ Nah-Verschlossen	Eher leise, Sätze häufig eher fragend, nach Zustimmung suchend, …	Könnte ich vielleicht bitte jetzt … Ich könnte vielleicht auch noch Folgendes übernehmen … , aber nur, wenn es dir Recht ist.	Gebeugt, schüchtern Lächeln, Blick eher nach unten gerichtet, »heraufschauen« zum Anderen, …
Unterwürfig/ Verschlossen	Leise, unsicher, brüchige Stimme schweigen, …	Wahrscheinlich geht es nicht, dass … Ich möchte das nicht. Bzw.: gar nichts sagen	Zusammengekauert, Kopf nach unten, Schultern gesenkt, klein, Blick auf den Boden, …
Feindselig-Unterwürfig/Distanziert-Verschlossen	Eher leise, »in sich hinein nuscheln«, resigniert seufzen, …	Ich kann das nicht, … Na wenn Sie darauf bestehen, …, aber eigentlich will ich es nicht. Bzw.: gar nichts sagen	Abgewandt, Arme verschränkt, Augen zusammengekniffen, gebeugt, Blick auf den Boden, Augen rollen, …
Feindselig/ Distanziert	Sehr abweisend, kalte, schneidende Stimme, …	Lass mich damit in Ruhe… Hau ab! Was du willst, ist mir doch egal …	Ggf. andere wegschubsen, weit weg stehen oder gehen, Augen verdrehen, Nase rümpfen, …
Feindselig-Dominant/Distanziert-Offen	Laut, aggressiv, herausfordernder und befehlender Tonfall, …	Wie kannst du es wagen … Mach das jetzt – und zwar sofort, sonst …	Bedrohlich, aufrechte Haltung, Arme in die Hüften gestemmt, durchdringender Blick, …

6 Wie kann ich meine Ziele erreichen? Die Situationsanalyse

Beispiel

Nachdem **Herr Stubenrausch** mit seiner Therapeutin den Kiesler-Kreis besprochen hat, fängt er an, mehr auf sein Verhalten und die Reaktionen anderer zu achten. Ihm fällt dabei auf, dass er sehr oft in Situationen gerät, in denen er »nach links unten im Kreis rutscht« (sich also feindselig-unterwürfig verhält, vgl. Kap. 5) und sich hinter seiner Mauer verkriecht. Zum Beispiel ärgerten ihn immer wieder Situationen, in denen er sich von seinem Chef untergebuttert fühle und Zusatzaufgaben übernehmen müsse, obwohl er doch ohnehin schon derjenige sei, der am meisten Überstunden mache. »In der letzten Woche, da war es ganz besonders schlimm. Meine Frau hatte Gäste eingeladen und extra gekocht. Und schon wieder kam mein Chef in letzter Sekunde mit einer ganz wichtigen und drängenden Aufgabe für mich an! Ich Depp konnte wieder nicht ›Nein‹ sagen. Meine Frau war dann natürlich sauer, als ich viel zu spät nach Hause kam. Das Essen war schon kalt und die Gäste im Aufbruch. Ich schaffe es einfach nicht, mich gegen meinen Chef zu wehren. Das habe ich noch nie geschafft und werde es auch nicht schaffen, da muss ich wohl durch. Und ich sehe auch nicht, wie der Kiesler-Kreis mir da jetzt helfen soll …«

Für **Frau Rosenzweig** ist der Kiesler-Kreis am Anfang etwas kompliziert und sie ist sich nicht sicher, ob sie auch alles richtig verstanden hat. Sie kann es sich auch schwer vorstellen zu lernen, wirklich offen zu sein und ehrlich ihre Gefühle zu offenbaren. Es habe sie in der letzten Sitzung zudem sehr überrascht, dass sie gemeinsam mit ihrer Therapeutin viele ihrer Reaktionen als *feindselig-unterwürfig* eingeordnet hatte (vgl. Kap. 5). Dabei ►

versuche sie doch immer alles, um es anderen so recht wie möglich zu machen! Aber dabei habe sie nie gesagt, was sie eigentlich wirklich denkt und fühlt. Ihr fällt dazu ein Streit mit ihrer Freundin Anna ein. Sie habe sich nach diesem schlimmen Streit nie getraut, der Freundin wirklich zu sagen, wie sie sich damals gefühlt habe (vgl. Kap. 3, Tab. 3.1). Die Freundschaft sei danach niemals mehr so gewesen wie früher. Es ist also keine Nähe entstanden, sondern Distanz, obwohl sie doch eigentlich nur das Beste gewollt hatte.

6.1 Was lerne ich durch die Situationsanalyse?

Vielleicht geht es Ihnen auch wie Herrn Stubenrausch und Sie haben sich nach der Auseinandersetzung mit dem Kiesler-Kreis die Frage gestellt, wie Ihnen das jetzt eigentlich helfen kann, mit schwierigen Situationen besser umgehen zu können und sich in Ihrem Alltag besser zu fühlen. Oder Sie haben wie Frau Rosenzweig mit dem Kiesler-Kreis noch Schwierigkeiten und fragen sich, wie Sie dadurch mit Ihren Gedanken und Gefühlen besser klarkommen können. Zudem geraten wir alle ja immer wieder einmal in schwierige Situationen, in denen wir nicht unmittelbar wissen, wie wir uns verhalten sollen oder welche Ziele wir gerade verfolgen. Auch kennt wohl jeder Situationen, bei denen wir im Nachhinein bemerken, dass wir uns eigentlich ganz anders verhalten wollten, als wir es getan haben.

Damit Sie langfristig mit derartigen schwierigen Situationen aus Ihrem Alltag besser zurechtkommen, erscheinen uns folgende Aspekte wichtig:

- Genau hinschauen
- Ziele setzen
- Den Einfluss unserer Gedanken nutzen
- Den Einfluss unseres Verhaltens nutzen

Wir erläutern Ihnen in den folgenden Abschnitten dieses Kapitels, worauf diese Aspekte genau abzielen und warum sie so wichtig sind.

6.1.1 Genau hinschauen

Zunächst – und damit haben wir durch die Arbeit mit dem Kiesler-Kreis auch schon begonnen (vgl. Kap. 5) – ist es wichtig, ganz genau hinzuschauen und wahrzunehmen, was in so einer Situation eigentlich passiert ist und wie man sich selber, aber auch wie sich der Andere verhalten hat. Dieser Aspekt ist wegen der Mauer so entscheidend. Denn durch die Mauer dringt natürlich wenig von dem durch, was außerhalb wirklich passiert. Hinter der Mauer sind Sie möglicherweise überwiegend Ihren eigenen Gedanken und früheren Erfahrungen ausgeliefert. Diese waren ja eigentlich einmal dafür verantwortlich, dass die Mauer überhaupt errichtet werden musste (vgl. Kap. 3). Im »Hier und Jetzt« sorgt die Mauer jedoch traurigerweise dafür, dass die Vergangenheit mehr Macht über Sie hat als das, was in der Gegenwart passiert.

6.1.2 Ziele setzen

Für viele Menschen ist es nicht leicht, sich Ziele zu setzen, die sie auch wirklich erreichen können. Viel zu häufig vermischen wir unsere Ziele mit Wünschen, Träumen und Hoffnungen. Wünsche, Träume und Hoffnungen gehen jedoch leider nicht immer – bzw. sogar ziemlich selten – »einfach so« in Erfüllung. Solche Wunsch-Ziele sind nämlich oft nicht allein durch unser Wollen oder Können erreichbar, da sie von Dingen abhängig sind, die wir gar nicht oder nur schwer beeinflussen können. Erreichen wir so ein Wunsch-Ziel dann nicht, können sich Enttäuschung, Frustration, Ärger oder auch Hilflosigkeit einstellen. Für Menschen, die unter einer chronischen Depression leiden, verschlimmert das Nicht-Erreichen eines Ziels meist unmittelbar die Depression. Das liegt entweder daran, dass sich wie bei Herrn Stubenrausch Gedanken wie »Da muss ich wohl durch. Ich kann mich ohnehin nicht wehren« eingestellt haben. Wenn man jedoch gar nicht davon ausgeht, dass man irgendetwas erreichen kann, warum sollte man sich dann noch Ziele setzen? Diese Gedankenkette mündet dann häufig in Gefühlen der völligen Hoffnungslosigkeit und Hilflosigkeit. Oder aber es ist wie bei Frau Rosenzweig, die so sehr darauf bedacht ist, es allen anderen recht zu machen, dass sie gar nicht mehr weiß, was sie eigentlich selber will und welche Ziele sie hat.

Für chronisch depressive Menschen, aber auch für alle anderen, ist es extrem hilfreich, wenn wir lernen, uns Ziele zu setzen, die wir selbst auch wirklich erreichen können.

6.1.3 Den Einfluss unserer Gedanken nutzen

Gedanken haben einen großen Einfluss darauf, wie wir uns fühlen und was wir tun. Herr Stubenrausch zum Beispiel hatte den Gedanken »Meinem Chef gegenüber kann ich mich ja ohnehin nicht wehren«. Dadurch fühlt er sich hilflos und übernimmt daher die Aufgabe ohne Widerspruch. Allerdings ärgert er sich auch über sich selbst und es macht ihn traurig, dass er sich nicht wehren kann. In diesem Fall hat ein Gedanke also dazu beigetragen, dass er sich nicht wehrt, sich schlecht fühlt und gar nicht erst darüber nachdenkt, ob es nicht doch eine Möglichkeit geben könnte, seine Ziele zu erreichen. Gerade bei Menschen, die unter einer chronischen Depression leiden, kommen diese negativen Gedanken ganz automatisch und sorgen dafür, dass sie sich noch schlechter fühlen. Häufig hängen sie mit den negativen → Prägungen (vgl. Kap. 3) zusammen. Aber drehen wir doch einfach einmal den Spieß herum: Mit Gedanken im Kopf wie »Wehr dich! Nimm dich wichtig! Du willst zu dem Essen heute pünktlich sein!« – was hätte Herr Stubenrausch dann wohl getan?

6.1.4 Den Einfluss unseres Verhaltens nutzen

Nicht nur unsere Gedanken, sondern vor allem auch unsere Verhaltensweisen können einen großen Einfluss darauf haben, wie Situationen verlaufen und somit auch darauf, wie wir uns dabei fühlen! Denn unser Verhalten ist ja klar für andere sichtbar, während das unsere Gedanken nicht sind – zumindest solange wir sie nicht äußern. Auch mit Gedanken können Sie schon sehr viel bei sich verändern. Sie können mutiger werden und sich besser fühlen – damit andere Menschen den Unterschied erkennen, müssen Sie aber auch Ihr Verhalten ändern. Durch den Kiesler-Kreis haben wir ja bereits gesehen, dass jede Reaktion auch eine Gegenreaktion bei anderen Menschen auslöst. Wie hätte wohl der Chef von Herrn Stubenrausch reagiert, wenn er nicht bloß »Jaja« gesagt hätte, sondern »Nein, ich habe heute keine Zeit«?

Genau um diese vier Aspekte dreht sich die sogenannte Situationsanalyse, weshalb sie eine sehr gute Ergänzung zur Arbeit mit dem Kiesler-Kreis darstellt. In der üblichen interpersonellen Situationsanalyse geht es darum, eine Situation zu analysieren, in der mindestens eine weitere Person beteiligt war und die bereits passiert ist – also in der Vergangenheit liegt. Später in diesem Kapitel werden wir Ihnen noch zwei weitere Varianten der Situationsanalyse vorstellen, nämliche die Zukunfts-Situationsanalyse (vgl. Abschn. 6.5) und die innere Situationsanalyse (vgl. Abschn. 6.6). Bei allen drei Varianten folgen wir einem sehr strukturierten und hilfreichen Vorgehen, was wir Ihnen im Folgenden Schritt für Schritt vorstellen werden.

In einer ersten Phase der interpersonellen Situationsanalyse, der sogenannten → Explorationsphase, wird eine frühere Situation ganz genau beschrieben. Zunächst wird festgehalten, was in der Situation ganz genau passiert ist. Danach folgen Ihre Gedanken: Was haben Sie gedacht während der Situation? Wie haben Sie die Situation interpretiert? Im dritten Schritt wird dann Ihr Verhalten unter die Lupe genommen: Was haben Sie genau getan oder vielleicht auch nicht getan? Danach wird festgehalten, wie die Situation tatsächlich für Sie ausgegangen ist. Nun kommt der entscheidende Schritt: Was hätten Sie denn gerne erreichen wollen? Und: Warum haben Sie es nicht erreicht? In der zweiten Phase, der sogenannten → Lösungsphase, wird dann – häufig gemeinsam mit einem Therapeuten oder in einer Gruppe – überlegt, wie Sie die Situation anders hätten interpretieren und sich anders hätten verhalten können, um zu Ihrem neuen Ziel zu gelangen. Das neue Verhalten sollte anschließend in vielen Rollenspielen und Übungen erprobt werden. Die Situationsanalyse ist also in zwei verschiedene Phasen aufgeteilt. In der anfänglichen Explorationsphase geht es in erster Linie darum, genau hinzuschauen und sich Gedanken über das eigentliche Ziel zu machen. Die zweite Phase, die Lösungsphase, soll vor allem dazu dienen, neue Lösungswege zu finden und diese auszuprobieren.

Vertiefung. Haben auch Sie, wie Herr Stubenrausch und Frau Rosenzweig, eine Situation mit anderen Menschen im Kopf, die für Sie in irgendeiner Weise schwierig oder belastend war? Vielleicht mit Ihrem Chef, einem Freund, Ihrem Partner, oder einem Ihrer Kinder? Oder vielleicht in einer ganz alltäglichen Situation wie beim Einkaufen oder im Restaurant? Wichtig ist, dass Sie sich eine ganz bestimmte Situation aussuchen, denn die Situationsanalyse bezieht sich auf eine einzelne, konkrete Situation. Wir werden im weiteren Kapitel die Situationsanalyse noch genauer kennenlernen und mit Frau Rosenzweig und Herrn Stubenrausch gemeinsam die einzelnen Schritte nachvollziehen. Wir möchten Sie dazu anregen, sich bereits jetzt eine bestimmte Situation auszusuchen und diese beim Lesen des Kapitels Schritt für Schritt weiter zu bearbeiten.

Ihre Situation:

____

____

____

6.2 Die Explorationsphase der Situationsanalyse

6.2.1 Beschreibung der Situation

Damit wir uns eine Situation genau anschauen können, müssen wir zuerst einmal festlegen, auf welche Aspekte wir uns dabei konzentrieren wollen. Im ersten Schritt soll es deshalb darum gehen, eine konkrete Situation auszuwählen und diese zu beschreiben. Es sollte sich dabei um eine schwierige oder belastende Situation mit anderen Menschen handeln – wie Herrn Stubenrauschs Problem mit dem Chef oder Frau Rosenzweigs Auseinandersetzung mit der Freundin. Wichtig ist dabei, dass Sie einen klaren Anfang und ein klares Ende für die Situation festlegen. Ein Tipp: Je kürzer die Situation ist, desto einfacher und hilfreicher ist ihre Bearbeitung! Diese Situation wird dann aus der Beobachterperspektive in allen Details beschrieben, so als würde jemand anderes diese Situation beobachten. Das ist deshalb so wichtig, weil wir mithilfe der Situationsanalyse das tatsächlich Passierte von unseren Gedanken und Gefühlen trennen wollen. Vielen unserer Patienten – und auch den CBASP-Therapeuten – hilft die Vorstellung, die Situation wie eine *Filmszene* zu beschreiben.

Beispiel

Frau Rosenzweig beschreibt zunächst sehr ausführlich die Hintergründe, die dann letztlich zu diesem Streit geführt haben. Ihre um 10 Jahre ältere Freundin Anna wohne als Single immer schon alleine in einer großen Wohnung. Als Frau Rosenzweig sich damals mit 18 Jahren entschieden hatte, von der Mutter und dem Stiefvater auszuziehen, aber sich noch nicht zutraute, ganz alleine zu wohnen, hatte ihr Anna angeboten, bei ihr unterzukommen. Sie sei damals sehr dankbar darüber gewesen und hätte versucht, sich durch Hausarbeiten zu revanchieren und der Freundin so wenig wie möglich im Wege zu sein. Eines Tages habe Anna Einkäufe erledigt, sie selbst sei daheim geblieben und habe begonnen, den Tisch zu decken. Als Anna vom Einkauf zurückkam, habe sie dann aus heiterem Himmel angefangen, Frau Rosenzweig zu beschimpfen. Sie sei eine faule Kuh, würde sich gar nicht nützlich machen und alle Arbeiten ihr überlassen. Frau Rosenzweig war total geschockt und wusste nicht, wie sie reagieren sollte. Auf Hinweis der Therapeutin fällt ihr auf, dass vieles von dem, was sie bisher erzählt hatte, eigentlich vorher passiert ist und in der Situationsbeschreibung nicht vorkommen sollte. In einem Film wären das auch Filmszenen gewesen, die sich vorher abgespielt hätten. Gemeinsam mit der Therapeutin legt sie als Anfangspunkt fest, dass Anna die Wohnung betritt. Aber wo »endet« die Situation? Frau Rosenzweig erzählt, dass sie so geschockt gewesen sei, dass sie kaum hätte reagieren können. Sie habe nur »Entschuldigung« gestammelt und sei dann auf ihr Zimmer verschwunden. Erst am nächsten Tag habe sie sich aus dem Zimmer getraut, wobei Anna so getan hätte, als sei nichts gewesen. Es sei nie zu einer Aussprache über diese Situation gekommen. Die Therapeutin weist Frau Rosenzweig darauf hin, dass diese Aspekte zwar insgesamt wichtig sind, aber vorerst nicht ►

für die konkrete Situation. Diese endet damit, dass Frau Rosenzweig auf ihr Zimmer geht. Insgesamt notieren beide Folgendes auf dem Situationsanalysen-Arbeitsblatt:

Abendessenzeit. Anna kommt vom Einkaufen und betritt die Küche. Der Tisch ist abgewischt und halb gedeckt. Sie knallt mit der Tür und schreit »Nie machst du irgendwas im Haushalt! Immer muss ich alles machen, du faule Kuh!« Ich erstarre, stammele »Entschuldigung« und verlasse die Küche.

Beispiel

Herr Stubenrausch könnte viele immer gleich ablaufende Situationen mit seinem Chef beschreiben, kann sich aber auf die letzte Situation mit dem Abendessen festlegen. Da er sich sehr für Filme und Drehbücher interessiert, fällt es ihm leicht, die Situation wie eine Filmszene zu beschreiben. Allerdings sagt er, dass er es für die Situation doch auch noch wichtig findet, dass seine Frau spät abends wirklich wütend war und ihn richtig angeschrien hätte. Die Therapeutin macht ihm den Vorschlag, dazu noch eine zweite Situationsanalyse anzufertigen. »Stimmt« sagt Herr Stubenrausch, »in einem Film wären das ja auch zwei verschiedene Szenen – mit einer Blende dazwischen.« Für die Situation mit dem Chef schreibt er:

Es ist 18:00 Uhr und ich sitze am Schreibtisch. Mein Chef kommt ins Büro und wirft eine Mappe auf meinen Schreibtisch: »Heute muss unbedingt noch dieser Auftrag fertig werden. Machen Sie das noch!« Ich schlucke, sage: »Jaja« und arbeite weiter.

Übung

Haben Sie auch so eine Situation vor Augen, die Sie gern einmal mithilfe der Situationsanalyse genauer anschauen möchten? Vielleicht haben Sie schon eine Situation ausgewählt und beschrieben? Versuchen Sie doch einmal, diese Situation wie einen ▶

Filmausschnitt mit genauem Anfangs- und Endpunkt zu beschreiben! Hilfreich ist es auch, die Situation aus der Ich-Perspektive zu beschreiben und sie möglichst einfach zu formulieren. Fassen Sie kurz und prägnant das Geschehen zusammen. Im Folgenden finden Sie immer wieder Ausschnitte aus dem Arbeitsblatt 6.1 *Die Situationsanalyse.* Das vollständige Arbeitsblatt finden Sie bei den Online-Materialien. Wir finden dieses Arbeitsblatt sehr hilfreich, weil Sie rechts in der schmalen Spalte für jeden Schritt die wichtigen Kriterien finden, die es zu beachten gilt.

(1) Beschreibung der Situation Was ist in dieser Situation passiert?	**Kriterien/Kommentare**
	▶ Anfangspunkt, Endpunkt und Geschichte dazwischen ▶ Rein beschreibend; äußerer Prozess, den ein Außenstehender beobachten kann ▶ Wie die Regieanweisungen einer kurzen Filmszene ▶ Möglichst kurz und prägnant das Wesentliche zusammenfassen ▶ In »Ich-Form«

6.2.2 Interpretation der Situation

Bereits zu Anfang dieses Kapitels haben wir uns damit beschäftigt, dass unsere Gedanken einen großen Einfluss auf unser Verhalten haben können. Und wir haben auch gesehen, dass Gedanken ganz automatisch und schnell kommen können – bei Menschen mit einer chronischen Depression sind sie häufig automatisch negativ, bedrückend und entmutigend. Gerade deshalb ist es wichtig, sich diese Gedanken bewusst zu machen! Denn nur dann können Sie auch etwas dagegensetzen. Natürlich sind nicht immer alle Gedanken negativ – gerade wenn Sie die Situationsanalyse schon häufiger angewendet haben, wird es Ihnen immer öfter passieren, dass Sie positive, ermutigende Gedanken haben. Und vielleicht gibt es ja bereits jetzt Situationen, die Sie gut meistern! In der Situationsanalyse sprechen wir anstatt von Gedanken von *Interpretationen.* Dadurch soll zum Ausdruck gebracht werden, dass sich die Gedanken auf die Situation beziehen, wir also interpretieren, was gerade passiert. Die Interpretationen drücken folglich aus, wie *wir* die Situation bewerten – das kann sehr nah an der Realität sein, aber auch sehr weit entfernt. Wenn ein Kollege zum Beispiel unfreundlich zu Ihnen ist, interpretieren Sie das möglicherweise wie folgt: »Der mag mich nicht.« Wenn Sie jedoch später erfahren, dass der Kollege gerade einen Rüffel vom Chef bekommen hat, werden Sie vielleicht denken »Ach, er ist wegen des Rüffels gerade schlecht drauf, das hat nichts mit mir zu tun« und feststellen, dass Ihre erste Interpretation nicht zutreffend war. Im Alltag bekommen wir jedoch oft solche wichtigen Informationen (wie den Rüffel des Chefs) nicht und lassen uns durch die ersten, oft automatischen und negativen Gedanken leiten. Und diese negativen Interpretationen haben deshalb leider eine große Macht über unsere Gefühle und unser Verhalten. Viele Patienten – und auch wir – finden den Begriff »Kopfkino« sehr passend dafür. Er drückt sehr schön aus, dass die Interpretationen wie ein Film sind, der in unserem Kopf abläuft – aber eben nur dort. Er hat häufig mit der Wirklichkeit wenig bis gar nichts zu tun. Lassen Sie uns daher einmal schauen, welche Interpretationen Frau Rosenzweig und Herr Stubenrausch in ihren beiden schwierigen Situationen nennen.

Beispiel

Herr Stubenrausch kann als seinen ersten Gedanken benennen, dass er sofort an die Gäste daheim gedacht habe. Auch an seine Frau habe er natürlich gedacht, er habe sich schon ausmalen können, dass diese sehr sauer sein würde, wenn er zu spät nach Hause käme. Dann habe er aber auch im Kopf gehabt, dass er doch ohnehin keine Wahl habe und sich gegenüber dem Chef nicht wehren könne. Er schreibt folgende drei Interpretationen auf:

(1) Oh nein, heute haben wir Gäste!
(2) Meine Frau wird sauer sein.
(3) Ich kann mich sowieso nicht wehren, da muss ich durch.

▶

Frau Rosenzweig sagt bei diesem zweiten Schritt zunächst, dass sie in dieser schlimmen Situation gar nichts habe denken können! Schließlich war sie in absoluter Schockstarre, als ihre Freundin sie so angegangen sei. Die Therapeutin hilft ihr mit einigen gezielten Fragen, die Situation mehr aufzudröseln »Überlegen Sie nochmal. Was schoss Ihnen wortwörtlich durch den Kopf – ganz am Anfang, in der Mitte und am Schluss der Situation?« Mit dieser Hilfe gelingt es ihr, ihre damaligen Gedanken und Gefühle in Worte zu fassen:

(1) Oh Gott, was habe ich denn falsch gemacht?
(2) Ich will nicht noch mehr falsch machen.
(3) Was ich denke, zählt nicht.

Kommen Ihnen die Gedanken von Herrn Stubenrausch und Frau Rosenzweig bekannt vor? Wir werden gleich in der Lösungsphase sehen, dass wir oft Parallelen zwischen den Gedanken in heutigen Situationen und unseren Prägungen finden können.

Übung

Sie haben die Interpretationen von Herrn Stubenrausch und Frau Rosenzweig gelesen – Sind Ihnen solche Interpretationen vertraut? Welche Gedanken sind Ihnen in Ihrer Situation durch den Kopf geschossen? Versuchen Sie, sich auf die drei Wichtigsten zu beschränken.

(2) Interpretation der Situation Wie habe ich die Situation aufgefasst/gelesen/interpretiert?	**Kriterien/Kommentare**
(1) (2) (3)	▶ Maximal drei Interpretationen ▶ Jeweils ein Satz ▶ Der »innere Film« in mir: *Was ist mir wort-wörtlich durch den Kopf geschossen?* (Mein »Kopfkino«)

6.2.3 Verhalten in der Situation

In diesem Schritt der Situationsanalyse kommt der Ihnen aus Kapitel 5 bereits bekannte Kiesler-Kreis ins Spiel. Wir haben jetzt konkret festgelegt, um welche Situation es eigentlich geht und haben auch geschaut, welche Interpretationen in dieser Situation wichtig waren. Jetzt geht es darum, ganz genau auf das eigene Verhalten zu schauen. Wie haben Sie sich verhalten? Was haben Sie gemacht? Wie waren Ihre Mimik und Gestik, wie Ihre Stimme? Haben Sie Blickkontakt gehalten? Was war für andere erkennbar? Wo waren Sie im Kiesler-Kreis? Wenn Sie sich die Situation wieder wie einen Film vorstellen, geht es jetzt nicht um die allgemeine Regieanweisung (Schritt 1), sondern vielmehr darum, dass wir den Scheinwerfer auf Sie richten oder Sie ganz nah heranzoomen, um auf diese Weise genau beobachten zu können, wie Sie sich verhalten haben.

Beispiel

Auf die Frage, wie er sich denn genau verhalten habe, sagt **Herr Stubenrausch:** »Na eigentlich gar nicht. Ich habe den Chef nicht angeschaut, sondern nur auf die Mappe geguckt. Geredet habe ich auch ziemlich leise, glaub ich. Ich hab ja nur ›jaja‹ gesagt.« Dass er sich im Kiesler-Kreis eher bei *feindselig-unterwürfig* einordnen würde, hatte er bereits zu Beginn der Situationsanalyse gesagt. Die Therapeutin fragt nach, woran er das denn festmachen würde. »Naja, ich habe ja nicht gesagt, was ich denke – Offen ist das bestimmt nicht! Und Nähe war da auch nicht, ich habe mich ja sofort eingeigelt und meinen Chef noch nicht mal angesehen. Distanzierter geht es wohl kaum.« Er notiert also:

(1) Verhalten: Kein Blickkontakt, ich schaue nach unten und sitze gebeugt, mit sehr leiser Stimme sage ich: Jaja.
(2) Kiesler-Kreis: feindselig-unterwürfig

Frau Rosenzweig schildert, dass sie sofort angefangen habe, zu zittern und ihr die Tränen in die Augen gestiegen seien. Angesehen hätte sie die Freundin nicht, sondern auf den gedeckten Tisch ▶

geschaut und »Entschuldigung« gemurmelt. Sie habe sich dann schnell direkt umgedreht, um zu flüchten. Auf die Frage, wo sie ihr Verhalten im Kiesler-Kreis einordnen würde, sagt sie »Ja, also unterwürfig auf jeden Fall. Ich habe ja gar nichts dazu gesagt. Aber feindselig? Ich habe doch einen Streit vermieden und es ihr leicht gemacht!« Die Therapeutin fragt noch einmal nach: »Ist denn dadurch Nähe zwischen Ihnen entstanden oder Distanz?« »Naja, wohl eher Distanz. Ich habe ihr ja nicht gesagt, was ich gedacht hab. Ich hab einfach gar nicht verstanden, was ich falsch gemacht habe und bin dann ja auch raus gegangen – also hatten wir danach absolute Distanz!« Daher ordnet sie sich bei *feindselig-unterwürfig* ein.

(1) Verhalten: Ich schaue auf den Esstisch, zittere und entschuldige mich ganz leise. Dann drehe ich mich um und flüchte.

(2) Kiesler-Kreis: feindselig-unterwürfig

Übung

Stellen Sie nun einmal den Scheinwerfer auf sich selbst: Wie haben Sie sich genau verhalten? Wo würden Sie sich im Kiesler-Kreis einordnen?

(3) Verhalten Was habe ich in dieser Situation genau getan?	**Kriterien/Kommentare**
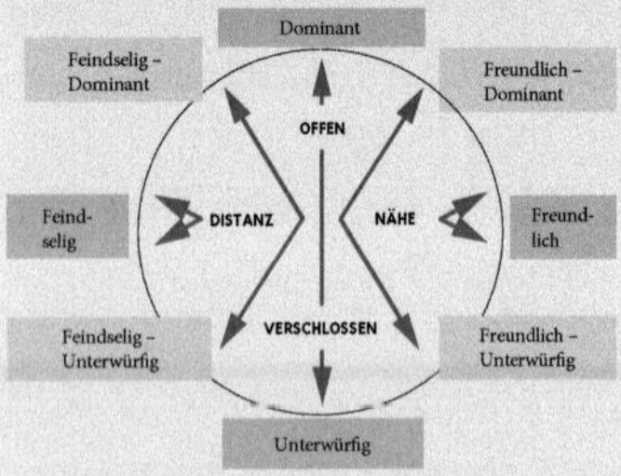	▶ Körpersprache, Gestik, Mimik, Sprache etc. ▶ Aus der Beobachterperspektive ▶ Einordnen im Kiesler-Kreis hilfreich: *Wie habe ich auf mein Gegenüber gewirkt?*

6.2.4 Tatsächliches Ergebnis

In der Situationsanalyse geht es ja auch darum, sich genauer mit den eigenen Zielen auseinanderzusetzen. Die nächsten Schritte beschäftigen sich deshalb mit dem *Ergebnis* der Situation: Haben Sie Ihr Ziel erreicht? Um diese Frage beantworten zu können, muss man zunächst jedoch noch einmal überlegen, was denn jetzt eigentlich das »tatsächliche Ergebnis« der Situation war. Dabei gibt es einen Trick: Meistens können wir einfach den letzten Satz aus Schritt 1 übertragen – denn mit dem tatsächlichen Ergebnis endet ja die Situation. Auch bei diesem Schritt ist es wichtig, in der Situation zu bleiben und das Ergebnis nicht zu verallgemeinern, z. B. »Danach habe ich mich eine ganze Woche schlecht gefühlt.« Wenn wir wieder an den Film denken, wären das ja Szenen, die erst danach kommen. Außerdem sind solche Aussagen häufig besonders stark durch unsere Interpretationen gefärbt und nicht durch das, was wirklich passiert ist. Deshalb wird in der Situationsanalyse auch so darauf geachtet, dass das Ergebnis in »Verhaltensbegriffen« festgehalten wird. Dabei hilft die Frage: *Wie haben Sie sich am Ende dieser Situation verhalten?* Aber schauen wir, wie es Herrn Stubenrausch und Frau Rosenzweig dabei ergeht.

Beispiel

Frau Rosenzweig sagt: »Das Ergebnis der Situation war, dass wir uns einige Tage aus dem Weg gegangen sind. Ich habe dann noch mehr Aufgaben im Haushalt übernommen. Irgendwann habe ich mir dann eine eigene Wohnung gesucht.« Die Therapeutin fragt, ob das denn auch noch alles zu der einen Situation gehören würde. »Nein, wahrscheinlich nicht. Wenn es bei der Situation bleiben soll, ist das Ergebnis wohl, dass ich weggehe.« Sie übernimmt den letzten Satz aus Schritt 1:

Tatsächliches Ergebnis: Ich erstarre, stammele »Entschuldigung« und verlasse die Küche.

▶

Herr Stubenrausch entgegnet »Also, wie immer, ducke ich mich weg, sage ›Jaja‹ und arbeite weiter«. Er notiert:

Tatsächliches Ergebnis: Ich schlucke, sage: »Jaja« und arbeite weiter.

Übung

Was war das tatsächliche Ergebnis in Ihrer Situation? Nutzen Sie den »Trick«, indem Sie schauen, ob Sie Ihr Verhalten im letzten Satz bei Schritt 1 beschrieben haben.

(4) Tatsächliches Ergebnis Wie ging die Situation für mich aus?	**Kriterien/Kommentare**
	▶ Ergebnis = Endpunkt ▶ In Verhaltensbegriffen formulieren (s. o. letzter Satz bei 1.)

6.2.5 Erwünschtes Ergebnis

Die Bestimmung des erwünschten Ergebnisses ist der allerwichtigste, gleichzeitig aber auch für viele der schwierigste Schritt der Situationsanalyse. Denn nun geht es darum zu schauen, was denn eigentlich Ihr Ziel – Ihr erwünschtes Ergebnis – in dieser Situation gewesen wäre. Wir hatten weiter oben schon einmal angedeutet, dass viele Menschen dazu neigen, Wünsche, Träume und Hoffnungen mit Zielen zu vermischen. Ein Ziel ist aber nur dann sinnvoll, wenn wir auch selber beeinflussen können, ob wir es erreichen. In der CBASP-Therapie spricht man davon, dass das erwünschte Ergebnis *in einem selbst verankert* sein sollte. In einem selbst verankert ist ein anderer Ausdruck dafür, dass man es selbst beeinflussen kann. Typische Beispiele für nicht-verankerte Ziele sind: »Ich will im Lotto gewinnen«, »Morgen muss die Sonne scheinen«, »Er soll mir endlich einen Heiratsantrag machen.« Ist das für Sie nachvollziehbar? Alle drei Ziele lassen sich als Wunschdenken einordnen, über die Erfüllung haben wir leider keine unmittelbare Kontrolle. Außerdem ist natürlich auch wichtig, dass das erwünschte Ergebnis auch *realistisch*, das heißt für Sie persönlich *erreichbar* ist. Das bedeutet, dass Sie es – zumindest nach Übungen – auch wirklich erreichen können. Ein nicht-realistisches Ziel wäre beispielsweise für uns Autorinnen: »Ich mache einen Spagat«, denn wir beide werden wohl nie so gelenkig sein, dass wir einen Spagat machen können.

Beispiel

Für **Frau Rosenzweig** ist es sehr schwierig, ein erwünschtes Ergebnis zu formulieren. »Ich will mich ja nicht mit ihr streiten und ihr kein Unrecht tun! Ich wusste ja gar nicht, wie mir geschieht. Aber vielleicht habe ich ja wirklich irgendwas gemacht, was sie verärgert hat. Sie soll mir offen sagen, was ich gemacht habe und mich nicht direkt anschreien.« Die Therapeutin fragt nach, ob das Frau Rosenzweig hätte beeinflussen können. »Wie, beeinflussen? Naja, ich müsste in der Küche bleiben und nicht direkt weglaufen und ihr sagen, dass sie mich nicht anschreien soll. Aber ob sie mich dann nicht mehr anschreit oder mir dann offen sagt, was ich gemacht habe – das wahrscheinlich nicht.« Die Therapeutin macht Frau Rosenzweig darauf aufmerksam, dass das, was sie gerade gesagt hat, ja schon in ihr *verankert* ist. Sie fragt nach, ob es denn auch realistisch gewesen wäre. »Hm. Ich hätte in der Küche bleiben können. Aber ob ich geschafft hätte, ihr zu sagen, dass sie mich nicht anschreien soll … Ich glaube, dass würde ich mich nicht trauen. Aber ich könnte vielleicht fragen, was ich eigentlich gemacht habe.« Daraufhin halten beide als erwünschtes Ergebnis fest:

Erwünschtes Ergebnis: Ich bleibe in der Küche stehen und frage Anna, was ich denn gemacht habe.

Herr Stubenrausch wünscht sich sofort als Ergebnis, dass sein Chef endlich aufhören soll, ihn auszunutzen. Was ist mit diesem erwünschten Ergebnis? Kann er das beeinflussen? Nein, leider nicht. Dies ist ein gutes Beispiel für ein Ergebnis, welches nicht in ihm *verankert* ist. Die Therapeutin versucht nun, mit Herrn Stubenrausch ein erwünschtes Ergebnis herauszuarbeiten,

▶

welches er selbst beeinflussen kann. »Können Sie ein erwünschtes Ergebnis finden, was Sie auch selbst beeinflussen können?«
Herr Stubenrausch antwortet: »Ich könnte ihm sagen, dass es nicht geht. Aber es ist schwierig, es ging alles so schnell. Er hat mich so überrumpelt. Ich bin in so einer Situation total überfordert.« Die Therapeutin bestätigt, dass dies sehr schwer für ihn sei, aber er so ein Verhalten mit ihr gemeinsam üben könne.
Herr Stubenrausch formuliert letztendlich sein erwünschtes Ergebnis folgendermaßen: »Ich sage ihm, dass ich heute nicht kann.«
Auf die Frage der Therapeutin, ob das realistisch sei, antwortet er: »Theoretisch ja, ich habe ja einen Mund. Schwierig ist es aber trotzdem.«

Erwünschtes Ergebnis: Ich sage meinem Chef, dass ich heute keine Zeit habe.

Übung

Welchen Ausgang hätten Sie sich für Ihre Situation gewünscht? Achten Sie darauf, dass das erwünschte Ergebnis in Ihnen *verankert* und *realistisch erreichbar* ist. Formulieren Sie es auch wieder in Verhaltensbegriffen. Auch hier hilft die Frage: Wie hätten Sie sich gerne verhalten? Dieser Schritt ist einer der schwierigsten, aber auch wichtigsten in der Situationsanalyse.
In der CBASP-Gruppentherapie nutzen wir daher an dieser Stelle die Vorteile einer Gruppe: Alle Gruppenteilnehmer können dabei gebeten werden, sich in die besprochene Situation hineinzuversetzen und Vorschläge für erwünschte Ergebnisse zu machen. Dieses Vorgehen zeigt oft allen den Spielraum auf, welche unterschiedlichen Verhaltensweisen überhaupt möglich sind. Dem betroffenen Patienten fällt es dann in der Folge oft leichter, ein für ihn passendes erwünschtes Ergebnis auszuwählen oder zu formulieren. Daher möchten wir auch Sie ermutigen, solche Situationen gegebenenfalls mit Freunden oder Angehörigen zu besprechen und gemeinsam zu diskutieren, welche möglichen Ver- ▶

haltensweisen als erwünschte Ergebnisse es gibt. Das wird auch Ihnen helfen, ein passendes Ergebnis für sich zu finden.

(5) Erwünschtes Ergebnis	**Kriterien/Kommentare**
Welchen Ausgang hätte ich mir gewünscht? (bzw. Wie hätte ich mich gerne verhalten)? Englisch: DO = *Desired Outcome*	
	▶ *DO* ist durch mich selbst realistisch erreichbar und in mir selbst verankert ▶ Möglichst nur 1 Satz, in Verhaltensbegriffen formulieren

6.2.6. Vergleich des tatsächlichen mit dem erwünschten Ergebnis

Nachdem Sie nun einzeln festgelegt haben, was das tatsächliche Ergebnis war und was Ihr erwünschtes Ergebnis ist, vergleichen wir am Ende der Explorationsphase diese beiden Ziele miteinander. Haben Sie erreicht, was Sie wollten? Fast alle Patienten werden hier vor oder zu Beginn einer CBASP-Therapie feststellen, dass Sie ihre persönlichen Ziele nicht erreicht haben. Auch wenn Ihnen dieser Vergleich vielleicht im ersten Moment albern, überflüssig oder vielleicht auch schmerzhaft vorkommen mag, ist es ein *sehr wichtiger Schritt.* Dieser direkte Vergleich ermöglicht nämlich drei Dinge:

(1) Er hilft Ihnen, sich Gedanken darüber zu machen, aus welchen Gründen es Ihnen in dieser konkreten Situation nicht gelungen ist, Ihr Ziel zu erreichen. Das ist die Grundvoraussetzung dafür, dass Sie etwas Neues lernen können. Blieb vorher nur ein ungutes Gefühl oder ein Gedanke wie »Wie immer – ich schaffe es einfach nicht«, können Sie jetzt ganz genau sagen, was dieses Mal nicht so gut war und was Sie beim nächsten Mal gerne anders machen würden.

(2) Es kann am Anfang ziemlich schmerzhaft sein, wenn man erneut mit der Nase darauf gestoßen wird, dass man »versagt« hat. Wir haben aber die Erfahrung gemacht, dass folgender Prozess für Menschen mit einer chronischen Depression sehr wichtig und

hilfreich ist: Durch die Mauer dringen positive Erfahrungen oft kaum hindurch. Was hingegen durchdringt, ist die Abnahme negativer Gefühle – wenn Sie also merken, dass Sie etwas durch Ihre Verhaltensänderung bewegen können, was Gefühle wie Frustration, Traurigkeit, Wut, Ärger oder Hilflosigkeit verringert! In der → Situationsanalyse wird daher an dieser Stelle ganz bewusst noch einmal darauf hingewiesen, dass das erwünschte Ergebnis nicht erreicht wurde. Die anschließende Lösungsphase verfolgt jedoch dann das Ziel, dass durch eine Verhaltensveränderung das erwünschte Ergebnis doch erreicht wird, was oft zu einem sehr freudigen *Moment der Erleichterung* bei den Patienten führt. Und genau diese → Erleichterungsmomente mögen Sie so oft es geht spüren, denn diese ermöglichen auf eine ganz besondere und effektive Weise die Überwindung der Mauer und somit der chronischen Depression.

(3) Schließlich können Sie so längerfristig beobachten, wie es Ihnen immer häufiger gelingen wird, Ihre erwünschten Ergebnisse auch direkt zu erreichen. In diesen Fällen ist die Situationsanalyse an diesem Punkt abgeschlossen, denn Sie haben erreicht, was Sie wollten! Wenn ein Patient die Frage »Haben Sie Ihr erwünschtes Ergebnis erreicht?« zum ersten Mal mit einem »Ja!« beantworten kann, ist dies oft ein sehr befreiender und schöner Moment, eben ein Erleichterungsmoment, worauf der Patient – zu Recht! – sehr stolz sein kann.

Beispiel

Die Therapeutin fragt **Herrn Stubenrausch:** »Haben Sie erreicht, was Sie wollten?« Herr Stubenrausch schüttelt den Kopf. Auf die Frage der Therapeutin, weshalb das so sei, antwortet er: »Weil ich zu blöd bin, weil ich es einfach nicht kann, weil ich noch nie jemanden gestoppt habe, der mich ausnutzen wollte, das geht einfach nicht.«

Frau Rosenzweig senkt den Kopf und antwortet »Natürlich nicht.« »Warum?« fragt die Therapeutin. »Weil ich solche Angst hatte, etwas falsch zu machen oder alles noch schlimmer zu machen und daher lieber schnell weggelaufen bin.«

Übung

Haben Sie erreicht, was Sie wollten? Wenn nein, warum nicht? Nehmen Sie sich einen Moment Zeit und überlegen Sie noch einmal genau, woran es Ihrer Meinung nach gelegen hat.

(6) Vergleich des tatsächlichen mit dem erwünschten Ergebnis	Kriterien/Kommentare
Haben ich erreicht, was ich wollte? Ja ☐ Nein ☐	▶ Gegenüberstellen von 4. und 5.
Falls Nein: Warum nicht? ______________________________	▶ Meine subjektive Sicht

Aber verzweifeln Sie an dieser Stelle nicht! Wie gesagt, machen ganz viele Patienten am Anfang der CBSASP-Therapie die Erfahrung, dass es ihnen nicht gelingt, ihre Ziele zu erreichen. Darum geht es ja bei der Situationsanalyse. Im Folgenden werden wir Sie durch die Lösungsphase begleiten, die Ihnen helfen wird, Ihre Ziele doch zu erreichen.

6.3 Die Lösungsphase der Situationsanalyse

Auch in der Lösungsphase der Situationsanalyse gibt es verschiedene Schritte, die wir gemeinsam mit Ihnen anhand der Fallbeispiele von Frau Rosenzweig und Herrn Stubenrausch nachvollziehen wollen.

6.3.1 Überprüfung der Interpretationen

Im zweiten Schritt der Explorationsphase haben Sie Interpretationen notiert – Gedanken, die Ihnen in der betreffenden Situation durch den Kopf geschossen sind. Wir haben auch schon gesehen, dass diese Interpretationen niederschmetternd und blockierend sein können. Zudem kommen diese negativen Gedanken bei depressiven Menschen häufig ganz schnell und automatisch und hängen oft gar nicht direkt mit der wirklichen Situation zusammen. Der allererste Schritt der Lösungsphase besteht daher darin, diese Interpretationen noch einmal Schritt für Schritt wie ein Detektiv zu analysieren und zwei Prüfungen vorzunehmen:

(1) *Hat der Gedanke überhaupt etwas mit der aktuellen Situation zu tun?*
Andere Fragen mit demselben Ziel lauten: *Ist dieser Gedanke in dieser Situation verankert? War das wirklich so?*
Würden andere Menschen das auch so sehen?
Je weniger die Gedanken oder Interpretationen tatsächlich mit der Situation zu tun haben (oder, wie es in der CBASP-Therapie heißt, in der Situation *verankert* sind), desto größer ist die Gefahr, dass hier Ihre Prägungen am Werk sind und die Vergangenheit das Ruder übernimmt. Ein Gedanke wie »Ich kann mich ja ohnehin nicht wehren«, wie Herr Stubenrausch ihn hatte, ist sehr allgemein und gar nicht direkt auf diese eine Situation bezogen. Wir können hier klar die Parallele zu seinen Prägungen sehen.

(2) *Ist der Gedanke hilfreich dafür, mein neues, erwünschtes Ergebnis zu erreichen?*
Dieses ist die wichtigste Prüfung! Schauen Sie, ob der Gedanke Sie direkt zu Ihrem neuen Ziel, dem neuen erwünschten Ergebnis, bringt. Ob der Gedanke hilfreich ist oder nicht, können Sie auch erst jetzt beurteilen, nachdem Sie eben in der Explorationsphase ein erwünschtes Ergebnis bestimmt haben. Ohne zu wissen, wofür etwas hilfreich sein soll, ist das nämlich ziemlich schwierig. Um eine Mauer zu übersteigen, die etwa einen Meter hoch ist, kann ein Hocker zum Beispiel sehr hilfreich sein. Wenn die Mauer aber zwei Meter hoch ist, ist der Hocker schon nicht mehr hilfreich, da bräuchten Sie eine Leiter. Sie sehen hier wieder, wie wichtig es ist, sich darüber klar zu werden, welches Ziel man eigentlich erreichen möchte.

Lassen Sie uns nun schauen, wie unsere beiden Patienten wie zwei Detektive anhand dieser beiden Prüfungen ihre Interpretationen untersuchen. Wenn wir feststellen, dass Gedanken nicht der Prüfung standhalten, können wir sie einfach durchstreichen und umformulieren! Schließlich hilft es vielen Patienten, zusätzlich zu neuen, hilfreichen Interpretation noch kurze, griffige Sätze oder an sich selbst gerichtete Aufforderungen zu formulieren. Der CBASP-Fachbegriff hierfür heißt → *Handlungsinterpretation,* was also die wichtige Frage aufwirft: Welche Interpretation hilft mir, jetzt wirklich zu handeln? Unsere CBASP-Patienten haben aber einen viel besseren und griffigen Begriff dafür gefunden: *Schlachtruf!* Welche Schlachtrufe brauche ich, um mich nun zu trauen, das gewünschte Verhalten zu zeigen? Beispiele für Schlachtrufe sind: »Wehr dich!«, »Du hast das Recht dazu!«, »Nimm dich wichtig!« oder einfach: »Und los!«. Häufig beziehen sich diese Schlachtrufe auch wieder auf die wichtigsten Prägungen und fordern auf, diese jetzt zu überwinden. Andere Patienten sagen z. B. lieber »Mut-mach-Sätze«, was auch sehr passend ist.

Beispiel

Herr Stubenrausch schaut sich mit seiner Therapeutin seine drei Interpretationen an. Zu der ersten *Oh nein, heute haben wir Gäste* meint er, dass diese sowohl in der Situation *verankert* – denn sie hatten ja wirklich Gäste – als auch hilfreich für sein Ergebnis (dem Chef zu sagen, dass er heute keine Zeit hat) sei. Schließlich kann dieser Gedanke Herrn Stubenrausch dazu bringen, auch wirklich etwas zu sagen. Er kann daher ein Häkchen an die Interpretation machen. »Wie sieht es jetzt mit der zweiten aus, *Meine Frau wird sauer sein?*«, fragt die Therapeutin. »Hm. Also – es war schon wirklich so. Hilfreich ist es wahrscheinlich auch, oder? Andererseits … also gefühlt habe ich mich nicht so toll, ich hatte direkt einen Kloß im Hals, als ich daran gedacht habe, heimzukommen.« Die Therapeutin fragt dann, ob es Herrn Stubenrausch denn nur darum gegangen sei, den Ärger seiner Frau zu vermeiden. »Nein«, sagt er, »ich hatte mich wirklich auch auf das Essen gefreut. Auch den Besuch hätte ich gerne gesehen.« Daher ersetzt er die zweite Interpretation durch: *Ich will wirklich zu diesem Essen!* Bei der dritten Interpretation – *Ich kann mich eh nicht wehren, da muss ich durch* – erkennt Herr Stubenrausch sofort, dass es nicht hilfreich ist, so zu denken. »Und mit der Situation hat das ja auch gar nichts zu tun.« Auf Hinweis der Therapeutin fällt ihm auf, dass diese Interpretation durch die ▶

Prägung seines Bruders »Ich kann mich nicht wehren und muss alles alleine aushalten« (vgl. Kap. 3, Tab. 3.2) erklärbar ist. »Stimmt, das ist ja meine Prägung – das denke ich immer«. Die Therapeutin fragt Herrn Stubenrausch: »Was könnten Sie sich stattdessen sagen?« Er antwortet spontan: »*Ich kann mich wehren!* Aber … hm. Ist das *realistisch?* Mein Chef sitzt doch immer am längeren Hebel. Vielleicht ist *»Ich will mich wehren«* doch passender und hilfreicher für mich.« Als Schlachtruf hatte Herr Stubenrausch bereits vorher *»Wehr dich!«* ausgewählt. Gemeinsam schauen sie auf die veränderten Interpretationen:

(1) Oh nein, heute haben wir Gäste! ✓
(2) ~~Meine Frau wird sauer sein.~~ Ich will wirklich zu diesem Essen!
(3) ~~Ich kann mich eh nicht wehren, da muss ich durch.~~ Ich will mich wehren!
Schlachtruf: Wehr dich!!

Auch **Frau Rosenzweig** kommt zu dem Schluss, dass der erste Gedanke *Oh Gott, was habe ich falsch gemacht?* eigentlich schon in der Situation verankert und hilfreich ist. »Aber irgendwie … das klingt direkt so unterwürfig. Als ob ich es sowieso nicht erfahren würde.« Sie entscheidet sich, den Satz positiver zu formulieren: »Ich will wissen, was ich ihrer Meinung nach falsch gemacht habe!« Auch bei der zweiten Interpretation, *Ich will nicht noch mehr falsch machen!* erkennt sie schnell, dass dieser Gedanke mit ihren Prägungen zusammenhängt und in der Situation nicht sonderlich hilfreich war. »Da kann man sich ja eigentlich nur noch verkriechen, wenn man das denkt.« Dadurch, dass sie die Situation so intensiv mit ihrer Therapeutin besprochen hat, ist sie auch etwas ärgerlich auf ihre Freundin geworden, weil diese sie direkt angeschrien hat. »Das war schon ungerecht, wie sie mich behandelt hat. Aber wenn ich wirklich etwas falsch gemacht habe …« – »… dann ist es ok, dass Ihre Freundin Sie anschreit?«, fragt die Therapeutin. Frau Rosenzweig schüttelt den Kopf. »Nein. Eigentlich nicht.« Schließlich entscheidet sie sich für *Sie soll mich nicht anschreien.* Auch die dritte Interpretation *Was ich denke,* *zählt nicht,* findet Frau Rosenzweig nicht hilfreich. Sie habe auch gar nichts mit der Situation zu tun. Sie verändert sie, indem sie einfach ein Wort streicht: Was ich denke, zählt! Ihre Schlachtrufe sind: *Bleib hier und sag was! Nimm dich endlich wichtig!*

(1) ~~Oh Gott, was habe ich denn falsch gemacht?~~ Ich will wissen, was ich falsch gemacht habe!

(2) ~~Ich will nicht noch mehr falsch machen.~~ Sie soll mich nicht anschreien.

(3) Was ich denke, zählt ~~nicht~~.
Schlachtrufe: Bleib hier und sag was! Nimm dich endlich wichtig!

Wie bereits oben angedeutet, stoßen viele Betroffene im Rahmen der Situationsanalyse bei den Interpretationen wieder auf ihre Prägungen. Wenn Sie sich überlegen, dass die Prägungen »Stempel« sind – also Themen, die unser Erleben und Verhalten langfristig beeinflussen – ist das auch nicht verwunderlich. Es bedeutet ja auch, dass Sie an den richtigen Themen arbeiten und auf einem guten Weg sind! Denn nur, wenn Sie häufiger die Erfahrung machen, dass sich Ihre Prägungen nicht bestätigen, können Sie diese auch verändern.

Übung

Für diese Übung übertragen Sie bitte zuerst die alten Interpretationen in dieses Kästchen. Schauen Sie sich dann die Interpretationen Satz für Satz an und prüfen Sie nun selbst wie ein Detektiv Ihre Gedanken: War es tatsächlich so? War dieser Gedanke hilfreich? Nicht alle Interpretationen müssen erneuert werden – bei Herrn Stubenrausch haben Sie zum Beispiel ja auch gesehen, dass der erste Gedanke sehr wohl *in der Situation verankert* und hilfreich gewesen ist. Solch hilfreiche Gedanken können Sie gerne beibehalten und mit einem Häkchen versehen. Wir raten Ihnen aber auch, die nicht-verankerten und nicht-hilfreichen Gedanken am besten mit einem farbigen Stift durchzustreichen. Schauen Sie sich dann noch einmal Ihr erwünschtes Ergebnis an. Welcher Gedanke würde Ihnen helfen? Haben Sie auch einen oder mehrere ►

Schlachtrufe? Oder können Sie sich einen Schlachtruf vorstellen, der Ihnen Mut machen könnte?

(1) Revision ungeeigneter Interpretationen	**Kriterien/Kommentare**
Ist die Interpretation in der Situation verankert (*War es wirklich so*)? Inwieweit trägt diese Interpretation dazu bei, dass ich mein Ziel/DO erreiche? 1. Revision: __________ 2. Revision: __________ 3. Revision: __________	► Hier kann ich lernen, in einer Situation nur das zu lesen, was de facto abläuft und hilfreiche Interpretationen zu formulieren, die mich zu meinem neuen Ziel bringen
Handlungsinterpretationen (*Meine »Schlachtrufe«*): __________ __________	► Kurze prägnante Aufforderungen an mich selbst, die mich ermutigen bzw. auffordern, ins »Tun« zu kommen (Mut-mach-Sätze), sprich mein neues Ziel anzugehen

6.3.2 Revision des Verhaltens durch Rollenspiele

Nachdem Sie sich im ersten Schritt der Lösungsphase hilfreiche Interpretationen überlegt haben, die Mut machen und Sie zum Handeln motivieren, wollen wir uns jetzt im nächsten Schritt noch einmal Ihr Verhalten genauer ansehen. Was müssen Sie ganz genau tun, um Ihr Ziel zu erreichen? Wie möchten Sie sich genau verhalten? Auch hier hilft uns wieder der Kiesler-Kreis aus Kapitel 5.

Beispiel

Die Therapeutin fragt **Herrn Stubenrausch:** »Wie wollen Sie Ihr Ziel erreichen? Also wie genau wollen Sie Ihrem Chef sagen, dass Sie heute keine Zeit haben?« Herr Stubenrausch entgegnet spontan: »Am liebsten würde ich ihn ja anschreien. Ich schlucke so viel ►

runter. Am liebsten würde ich sagen: Bis hier hin und nicht weiter. Aber natürlich mache ich das nie. Ich will ja auch nicht meinen Job verlieren.« Die Therapeutin entgegnet: »Dann wären Sie also richtig *dominant-feindselig*. Dass Sie sich das wünschen, kann ich nachvollziehen. Aber Sie haben auch gesagt, dass das zu schwierig ist und Sie es nicht machen würden. Außerdem ist das vielleicht auch gar nicht so klug – denn Sie wollen ja nicht Ihren Job verlieren.« Sie besprechen, dass er seinem Chef mit klarer, lauter Stimme sagen sollte, dass er nicht kann, und dass er ihn dabei auch anschauen sollte. Abschließend ordnen sie das geplante Verhalten noch im Kiesler-Kreis als *offen* bzw. *dominant* ein. Gemeinsam betrachten sie noch mal die neuen Interpretationen, den Schlachtruf und auch das Verhalten, das sich Herr Stubenrausch vorgenommen hat. »Fühlen Sie sich gewappnet?« fragt die Therapeutin. Herr Stubenrausch bejaht dies …

In der CBASP-Therapie folgen an dieser Stelle praktische Übungen, die auch als → Rollenspiele bezeichnet werden können. Im Falle von Herrn Stubenrausch übernimmt die Therapeutin die Rolle des Chefs, sodass Herr Stubenrausch ausprobieren kann, seinem Chef offen gegenüberzutreten und sein Ziel zu verfolgen. Diese Rollenspiele sind eine sehr gute Übung, um neues Verhalten einzuüben, denn sie bieten auch die Möglichkeit, verschiedene Formulierungen und Varianten »im sicheren Raum« auszuprobieren. Patienten, die zunächst Schwierigkeiten damit haben, Rollenspiele durchzuführen, werden oft ermutigt durch folgenden Vergleich: Ein Pianist übt auch oft sehr lange im sicheren und geschlossenen Raum alleine oder mit seinem Klavierlehrer bevor er sich auf die große Konzertbühne wagt. Je mehr er übt, desto sicherer wird er sich fühlen und desto eher wird er auch in der stressigen Konzertsituation vor Publikum seine Stücke beherrschen und wunderschön spielen können. Oder können Sie eher mit dem Bild eines Tiefseetauchers etwas anfangen? Auch der wird zuerst im Hallenbad oder in kleineren sicheren Gewässern üben, was er dann später im offenen Meer können muss. Wenn er direkt im Meer mit dem Tauchen beginnen würde, würde er sich sehr gefährden und sehr wahrscheinlich scheitern. Im Hallenbad kann er auch einmal etwas riskieren und ausprobieren, was auf hoher See gefährlich wäre. Daher können die Patienten im sicheren Rahmen einer Einzel- oder Gruppentherapie sehr gut Verhaltensweisen üben, die sie dann »draußen« in ihrem realen Alltag anwenden können. Gerade wenn wir etwas ganz anders machen wollen als bisher, benötigen wir manchmal eine gewisse Zeit des Übens und Ausprobierens, bis wir uns wieder sicher und wohl in unserer »neuen Haut« fühlen.

Beispiel

Frau Rosenzweig hat sich vorgenommen, in ihrer Situation im Kiesler-Kreis *freundlich-dominant* aufzutreten. Sie möchte stehenbleiben, ihre Freundin anschauen und sagen: »Was ist denn los?« Die Therapeutin spielt in der folgenden Übung die Freundin Anna und poltert los: »Nie machst du irgendwas im Haushalt! Immer muss ich alles machen, du faule Kuh!« In der ersten Runde gelingt es Frau Rosenzweig nicht, etwas zu sagen. Sie schweigt betroffen, bleibt aber stehen. In der Nachbesprechung sagt sie, dass sich die Übung für sie ›wie echt‹ angefühlt habe, weshalb sie wieder in die alte Schockstarre verfallen sei. »Aber Sie konnten Blickkontakt halten und weggegangen sind Sie immerhin auch nicht.«, sagt sie Therapeutin. »Jetzt lassen Sie uns gemeinsam überlegen: Was können Sie tun, um aus der Schockstarre heraus zu kommen?« Frau Rosenzweig erkennt, dass sie ihre Freundin irgendwie unterbrechen muss, bevor sie selbst irgendetwas sagen kann. Sie möchte probieren, erst einmal den Namen ihrer Freundin zu sagen. Vielleicht will sie auch ihren Arm anfassen, damit Anna überhaupt reagiert. In der zweiten Runde der Rollenspiele gelingt es Frau Rosenzweig bereits, direkt etwas zu sagen und die Schimpftirade ihrer Freundin zu unterbrechen. Sie fragt, was sie denn eigentlich falsch gemacht habe. Damit hat sie ihr erwünschtes Ergebnis erreicht. Zusätzlich sagt sie dann noch: »Sieh mal, ich hab doch auch den Tisch schon gedeckt. Das Bad geputzt habe ich auch. Ich möchte mich ja nützlich machen! Bitte sag' mir, was dich stört!« Die Freundin entgegnet daraufhin: »Ja, du hast recht. Es tut mir leid, dass ich so geschrien habe. Ich glaube, ich muss mich einfach daran gewöhnen, dass ich jetzt nicht mehr alleine wohne. Das tut mir leid. Du hilfst ja wirklich so gut es geht im Haushalt mit.«

Auch **Herrn Stubenrausch** gelingt es in der 3. Runde der Rollenspiele, den Chef zu unterbrechen und einen Kompromiss auszuhandeln. Er bietet an, am nächsten Morgen etwas eher zu kommen und die Aufgabe fristgerecht zu erledigen. Der Chef – im Rollenspiel dargestellt von der Therapeutin – reagiert sehr freundlich darauf und lobt sogar seinen Fleiß und seine Umsichtigkeit. Am Ende wünscht er ihm einen schönen Abend.

Sowohl bei Frau Rosenzweig als auch bei Herrn Stubenrausch sehen Sie, dass die Situation ganz anders ausgeht als vorher: Nicht nur unsere beiden Patienten verhalten sich anders, sondern auch ihre Gegenüber, der Chef und die Freundin. Die beiden erfahren also den Leitsatz des Kiesler-Kreises *»Aktion erzeugt Reaktion«* am eigenen Leib. Beiden gelingt es, ihr Ziel zu erreichen und die Situation zu einem guten Ende zu bringen. In der Psychotherapie sehen wir immer wieder, wie wichtig es ist, etwas wirklich selbst zu erleben – nur dann kann sich auch etwas ändern.

Übung

Denken Sie an Ihre eigene Situation. Was genau möchten Sie tun? Wie genau möchten Sie sich verhalten? Wo wollen Sie im Kiesler-Kreis landen? Wenn Sie das Buch begleitend zu einer Therapie einsetzen, können Sie mit Ihrem Therapeuten/Ihrer Therapeutin nun durch Rollenspiele neue oder andere Verhaltensweisen üben. Falls Sie das Buch für sich allein lesen und anwenden, empfehlen wir Ihnen, zunächst alleine Ihr neues Verhalten zu üben. Eine unserer Patientinnen hat berichtet, dass sie gern alleine im Wald spazieren geht und dabei ungestört das neue Verhalten ausprobiert. Sie können auch daheim vor dem Spiegel üben. Wenn Sie ein Smartphone oder eine Kamera besitzen, könnten Sie auch eine ▶

kleine Videoaufnahme von sich machen und hinterher ansehen. Vielleicht haben Sie aber auch jemanden, den Sie ins Vertrauen ziehen möchten und der mit Ihnen üben kann. Denn es ist am hilfreichsten, wenn Sie mit einer anderen Person oder auch mehreren Personen direkt üben. Denn es geht ja auch darum, zu erleben, wie andere Menschen auf Ihr neues Verhalten reagieren. Deshalb wäre es natürlich toll, wenn Sie Ihr neues Verhalten bei Gelegenheit auch einmal oder mehrmals *live* ausprobieren!

(2) Veränderung des Verhaltens	**Kriterien/Kommentare**
Nachdem ich nun meine Interpretationen revidiert habe: Wie hätte ich mich verhalten, um das zu bekommen, was ich will – also um mein neues Ziel auch tatsächlich zu erreichen? 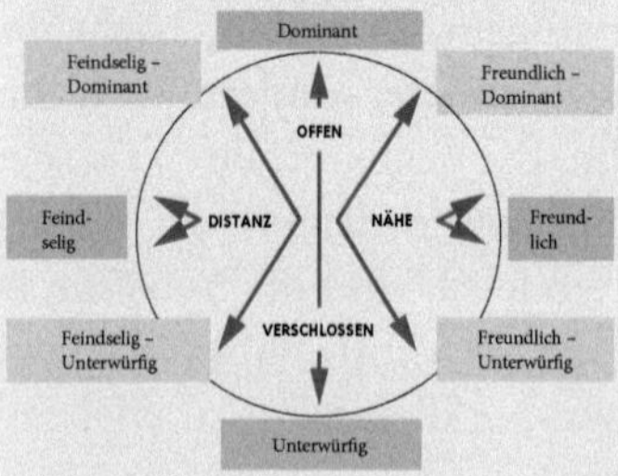 ► **Rollenspiele! Verhaltensübungen!**	► Zielführendes Verhalten formulieren ► Im Kiesler-Kreis einordnen ► **Rollenspiele oder Verhaltensübungen:** mind. 2–5 mal neue Situation durchspielen oder üben, um Sicherheit und Selbstvertrauen zu bekommen

6.3.3 Zusammenfassung des Gelernten

An dieser Stelle haben Sie bereits sehr viel erreicht! Sie haben sich eine schwierige, vielleicht schmerzhafte Situation noch einmal ganz genau vor Augen geführt. Allein das kann schon sehr belastend sein und negative Erinnerungen wecken. Sie haben jedoch an dieser Situation weiter gearbeitet, indem Sie Ihre Interpretationen und Ihr Verhalten beschrieben haben. Danach haben Sie Ihr Ziel – Ihr neues erwünschtes Ergebnis – wahrscheinlich nach reiflicher Überlegung festgelegt.

In der Lösungsphase haben Sie dann ganz konkret überlegt, welche Gedanken hilfreich sind, um Ihr Ziel zu erreichen und eingeübt, was Sie hätten tun wollen. Jetzt ist es Zeit, noch einmal zurückzublicken und zu überlegen, was Sie mitnehmen aus dieser Situationsanalyse: Was habe ich durch diese Situationsanalyse gelernt? Was nehme ich mit? Im Englischen heißt das: die *take-home-message*. Weil dieser englische Begriff so schön griffig ist und wir auch die Erfahrung gemacht haben, dass unsere Patienten damit gut arbeiten können, haben wir ihn in unser Arbeitsblatt zur Situationsanalyse integriert. Auch dieser Schritt des Rückblicks fördert das Lernen und macht es deshalb leichter, Ihr Verhalten wirklich zu ändern.

Beispiel

Herr Stubenrausch sagt an dieser Stelle: »Das Wichtigste, was ich gelernt habe, ist, dass ich was sagen muss und mich tatsächlich wehren kann – auch wenn ich noch viel Training brauche und das wirklich üben muss.«

Für **Frau Rosenzweig** ist am Wichtigsten, dass Sie es im Rollenspiel geschafft hat, die Freundin zu unterbrechen. »Es war sehr schwierig für mich. Aber ich war im Recht! Und ich bin froh, dass ich dafür endlich einstehen konnte.«

Übung

Was nehmen Sie mit? Was ist Ihre *Take-home-message?* Nehmen Sie sich Zeit, darüber in Ruhe nachzudenken. Denn so werden Sie auch langfristig von Ihrer heutigen Arbeit und Ihren Mühen profitieren.

(3) Umsetzung und Zusammenfassung des Gelernten in der SA	**Kriterien/Kommentare**
Was habe ich heute (in der Übung) gelernt?	Meine »Take-home-message«: *Was nehme ich mit?*

6.3.4 Übertragung auf den Alltag

In der Situationsanalyse werden vor allem Situationen betrachtet, die in der Vergangenheit liegen. Wie bei Herrn Stubenrausch, der immer wieder ähnlich schwierige Situationen mit seinem Chef erlebt, ist es häufig so, dass sich schwierige Situationen im Alltag der Patienten ähneln und wiederholen. Im letzten Schritt der Situationsanalyse möchten wir Sie daher anregen, zu überlegen, wo und wann Ihnen im Alltag Situationen begegnen, die der bearbeiteten Situation aus Ihrer Situationsanalyse ähneln. Sprich: Wo können Sie das Gelernte einsetzen?

Beispiel

Frau Rosenzweig fällt sofort die Situation mit ihrer Nachbarin Simone ein (vgl. Kap. 5). Sie waren zum Einkaufen verabredet und Simone hatte nur gesagt: »Lass mich in Ruhe, ich geh heute nicht aus dem Haus und will niemanden sehen!« Frau Rosenzweig sei sprachlos gewesen, habe nichts gesagt, sich umgedreht und gegangen. Die Situation war wirklich sehr ähnlich zu dem, was sie heute in der Sitzung eingeübt hat. Sie nimmt sich vor, Simone darauf anzusprechen und – wie eingeübt – *freundlich-dominant* zu fragen, was denn nun eigentlich losgewesen sei.

Übung

Fallen Ihnen Situationen ein, in denen Sie das Gelernte anwenden können?

(4) Generalisierung und Übertragung des Gelernten auf den Alltag

Kenne ich eine ähnliche Situation aus meinem Alltag/Leben? Was hätte ich gemacht, wenn ich das, was ich heute gelernt habe, damals schon gewusst hätte?

____

____

6.4 Die Situationsanalyse bei feindselig-dominantem Verhalten

Jetzt haben Sie die Situationsanalyse einmal Schritt für Schritt gemeinsam mit Herrn Stubenrausch und Frau Rosenzweig nachvollzogen und Sie haben vielleicht auch Ihre erste eigene Situationsanalyse durchgeführt. Auch unser dritter CBASP-Patient, Herr Preller, hat in seiner Therapie sehr von der Situationsanalyse profitiert. Bei ihm ging es aber – anders als bei den beiden anderen – vielmehr darum, andere nicht so vor den Kopf zu stoßen und in vielen Situationen nicht sofort *feindselig-dominant* zu reagieren. Im folgenden Kasten können Sie eine Situationsanalyse von Herrn Preller einmal im Ganzen nachvollziehen. Die Situation wird Ihnen auch bekannt vorkommen – im Kapitel 4 haben wir diese bereits geschildert, um den Zusammenhang zwischen den Prägungen und seinen heutigen Problemen zu verdeutlichen (s. a. Zeichnung unten).

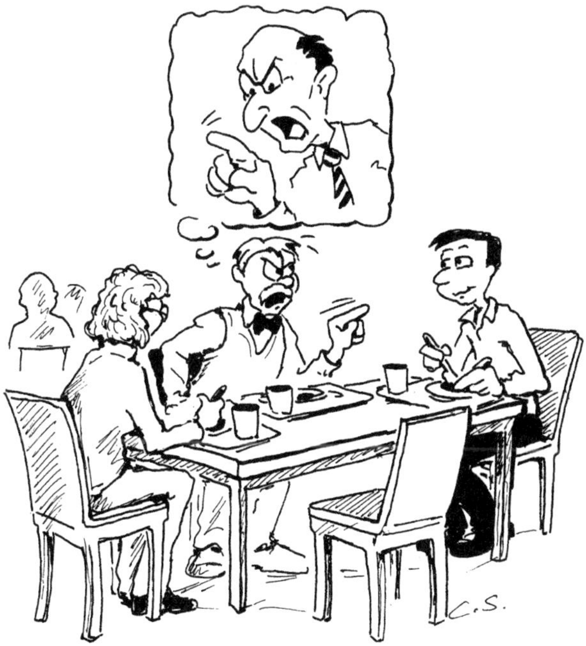

Beispiel

Explorationsphase

(1) **Situationsbeschreibung:** Was ist passiert? (Anfang- und Endpunkt, aus der Beobachterperspektive)

Ich sitze mit vier Kollegen zusammen in der Mensa beim Mittagessen. Ein neuer Kollege (ebenfalls ein Physikprofessor) sitzt neben mir und erzählt mir von einer Anfrage eines Studenten, der in unserem Institut gerne seine Doktorarbeit schreiben möchte. Der Kollege sagt dann: »Ich habe beim besten Willen leider gerade keine Zeit und keine Möglichkeiten für einen neuen Doktoranden.« Daraufhin schreie ich ihn laut an: »Ich kann den Studenten aber auch nicht nehmen! Ich bin doch nicht der Mülleimer für Sie. Was bilden Sie sich eigentlich ein?« Alle vier Kollegen schauen mich mit großen Augen an, ich springe auf und renne aus der Mensa.

(2) **Interpretationen:** Wie haben Sie die Situation interpretiert? Welche drei Gedanken schossen Ihnen durch den Kopf?

(1) Ich habe auch keine Zeit und will den Studenten nicht!

(2) Alle wollen mich ausnutzen!

(3) Ich muss mich wehren, sonst gehe ich hier unter!

(3) **Verhalten:** Wie genau haben Sie sich verhalten?

Ich esse, höre dem neuen Kollegen zu, dann fahre ich hoch, schaue ihn böse an, schreie ihn laut an, springe auf und renne hinaus.

Wie ordnen Sie Ihr Verhalten im Kiesler-Kreis ein?

feindselig-dominant, also distanziert-offen

(4) **Tatsächliches Ergebnis:** Wie ging die Situation aus? (in Verhaltensbegriffen formulieren)

Ich schreie ihn an und renne aus der Mensa.

(5) **Erwünschtes Ergebnis (ein Ergebnis, welches realistisch und in der Person verankert ist)**

Ich möchte ihm ruhig sagen, dass ich den Studenten derzeit auch nicht betreuen kann.

►

(6) **Vergleich Tatsächliches und Erwünschtes Ergebnis**
Haben Sie Ihr erwünschtes Ergebnis erreicht? NEIN.
Warum nicht? Ich habe mich sofort ausgenutzt gefühlt und daher einen Wutanfall bekommen.

Lösungsphase

(1) **Revision der Interpretationen:** Sind diese in der Situation verankert und für das Erreichen des neuen erwünschten Ergebnisses hilfreich?

(1) Ich habe auch keine Zeit und will den Studenten nicht! ✓
Verankert (ich habe wirklich derzeit keine Zeit) und hilfreich (das muss ich ihm sagen).

(2) ~~Alle wollen mich ausnutzen!~~
Nicht verankert und nicht hilfreich – das kenne ich aber aus meinen Prägungen!
Neue Interpretation: Ich weiß nicht, ob er mich ausnutzen will. Er sagt ja nur, dass er keine Zeit hat. Bisher war er immer sehr nett und kollegial!

(3) ~~Ich muss mich wehren, sonst gehe ich hier unter!~~
Nicht verankert und nicht hilfreich – auch das kenne ich aus meinen Prägungen!
Neue Interpretation: Er hat mich nicht angegriffen, also muss ich mich auch nicht wehren, sondern ihm nur ruhig sagen, dass ich auch keine Zeit habe.
Schlachtrufe: Bleib ruhig! Atme tief durch! Kein Angriff!

(2) **Veränderung des Verhaltens:**
Durchatmen und ihm dann ruhig sagen, dass ich auch keine Zeit habe. Vielleicht danach noch mit ihm nach Lösungsmöglichkeiten für den Studenten suchen.
Kiesler-Kreis: freundlich-dominant

(3) **Durchführung von mehreren Rollenspielen**

(4) **Umsetzung und Zusammenfassung des Gelernten (Take-home-message)**
Ich muss schnell erkennen, dass Prägungen hochkommen und sehen, was denn heute wirklich passiert. Tiefes und ruhiges Atmen ▶

hilft dabei! Dann kann ich ruhiger sagen, was ich denke – ohne mich dabei direkt angegriffen zu fühlen.

(5) **Übertragung des Gelernten auf den Alltag**
Diese Wutausbrüche kenne ich aus vielen Situationen. Ich will ab jetzt versuchen, die neuen Strategien anzuwenden. Mal sehen, ob das klappt ...

Da Herr Preller die CBASP-Therapie stationär durchgeführt hat, konnte er diese Situation auch im Rahmen einer Gruppentherapie bearbeiten. Für ihn war es dabei besonders wertvoll, Rückmeldungen seiner Mitpatienten zum Verhalten des neuen Kollegen zu bekommen. Die Mitpatienten überzeugten ihn, dass der Kollege ihn ja wirklich nicht angegriffen hatte. Die Situation in der Mensa konnte sehr gut durch vier Gruppenteilnehmer nachgestellt werden. Beim ersten Rollenspiel sagte Herr Preller zwar, dass er auch keine Zeit für den Studenten habe, allerdings noch im sehr lauten und aufgebrachten Tonfall, was alle anderen erschreckte. Ein Mitpatient riet ihm, vorher tief durchzuatmen, um die »Wut weg zu atmen«. Herr Preller war nachfolgend überrascht, dass es ihm beim zweiten Rollenspiel nun tatsächlich gelang, ruhig zu atmen und damit auch ruhig zu bleiben. So konnten im Rollenspiel alle in Ruhe diskutieren, wie sie dem Studenten helfen können. Sie fanden die Lösung, dem Studenten anzubieten, ein Semester später bei dem neuen Kollegen mit der Doktorarbeit zu beginnen. Herr Preller fühlte sich in dem Rollenspiel sehr wohl und in die Gruppe integriert. Bei der Rückmeldung der anderen, dass er wirklich sehr ruhig und freundlich gewirkt hat, atmete er erleichtert und erfreut auf: »Es geht ja doch – ich kann doch freundlich sein!«

In den Online-Materialien können Sie das vollständige Arbeitsblatt 6.1 zur Situationsanalyse herunterladen. Sie können allein oder auch mit anderen Personen üben. Wenn Sie einer Selbsthilfegruppe angehören, können Sie dort auch einmal anregen, Situationsanalysen gemeinsam durchzuführen und in Rollenspielen das neue Verhalten zu üben. Denn mit einer Gruppe können Sie – wie in der Situation von Herrn Preller – auch eine Situation nachspielen, in der mehrere Personen vorkommen. Zusätzlich haben Sie die Möglichkeit, von mehreren Menschen eine Rückmeldung darüber zu bekommen, wie Sie gewirkt haben. Wir erleben sehr oft in unseren CBASP-Therapiegruppen, dass diese Rückmeldung von Mitpatienten äußerst wertvoll ist. Wenn es Ihnen schwerfällt, ein erwünschtes Ergebnis zu finden, können Sie hierzu auch die anderen Gruppenmitglieder befragen und verschiedene Möglichkeiten sammeln. Auch bei der Beurteilung, ob das erwünschte Ergebnis erreichbar und in der Situation verankert ist sowie bei der Prüfung der Interpretationen können andere Menschen sehr hilfreich sein.

6.5 Die Zukunfts-Situationsanalyse

Vielleicht haben Sie sich bereits gefragt, ob es nicht auch eine Möglichkeit gibt, Situationen vorzubereiten, die noch vor Ihnen liegen – also in der Zukunft passieren werden – und bei denen Sie schon ahnen, dass diese schwierig werden könnten. Solche Situationen wären beispielsweise ein Gespräch mit dem Chef oder eine Aussprache mit einer guten Freundin – also Situationen, die Ihnen vielleicht schon im Vorfeld Magen- oder Kopfschmerzen bereiten. Für diese Fälle steht uns im CBASP die *Zukunfts-Situationsanalyse* zur Verfügung. Das Vorgehen entspricht in vielen Aspekten der Vorgehensweise der normalen Situationsanalyse, die Sie in diesem Kapitel bereits kennengelernt haben. Allerdings wird die Reihenfolge der Schritte geändert. Sie umschreiben nämlich zuerst, wie die Situation wahrscheinlich starten wird und formulieren danach direkt Ihr erwünschtes Ergebnis, was natürlich auch *realistisch erreichbar* und in Ihnen *verankert* sein muss. Anschließend überlegen Sie, mit welchem Verhalten Sie zu dem Ziel kommen möchten – auch hier hilft wieder die Einordnung im Kiesler-Kreis. Danach können Sie hilfreiche Gedanken und *Schlachtrufe* formulieren, die Sie unterstützen, Ihr erwünschtes Ergebnis zu erreichen. Der Schwerpunkt kann dann abschließend in Rollenspielen liegen, in denen Sie – entweder allein oder mithilfe eines Freundes, mehrerer anderer Personen oder auch eines Therapeuten – das neue Verhalten einüben können. Für die Durchführung einer Zukunfts-Situationsanalyse steht Ihnen in den Online-Materialien das Arbeitsblatt 6.2 zur Verfügung. Das Vorgehen erläutern wir Ihnen anhand des folgenden Beispiels.

Beispiel

Frau Rosenzweig hatte sich zwar vorgenommen, ihre Nachbarin Simone anzusprechen, was denn eigentlich neulich los gewesen sei, als diese sie vor dem verabredeten Einkaufsbummel so beschimpft und dann letztlich versetzt hatte (vgl. Kap. 5). In der nächsten Sitzung erzählt sie der Therapeutin aber, dass sie sich dies noch nicht getraut hätte. Sie beschließt gemeinsam mit der Therapeutin, eine *Zukunfts-Situationsanalyse* durchzuführen:

(1) Beschreibung der Situation
Ich gehe zu Simone rüber und klingele an ihrer Wohnungstür. Simone öffnet, ich begrüße sie freundlich und beginne ein Gespräch.

(2) Erwünschtes Ergebnis
Ich spreche Simone freundlich auf die Situation vor dem geplanten Stadtbummel in der letzten Woche an und frage, was losgewesen sei und ob ich etwas falsch gemacht habe.

(3) Verhalten
Ich bin freundlich-dominant und möchte sie anschauen. Ich spreche laut und sage: »Du, Simone. Ich wollte dich nochmal fragen, was neulich eigentlich losgewesen ist. Am letzten Dienstag wollten wir zusammen einkaufen – erinnerst du dich? Als ich dich abholen wollte, hast du gesagt, ich soll dich in Ruhe lassen. Habe ich irgendetwas gemacht, was dich verletzt hat?

(4) Interpretationen
(1) Ich will wissen, was los war.
(2) Sie ist mir wichtig und ich möchte ihr wieder näher sein.
(3) Sag was! (Schlachtruf, Mut-mach-Satz)

(5) Rollenspiele (Frau Rosenzweig übt so lange mit der Therapeutin, bis es ihr gelingt, freundlich-dominant ihr Ziel zu erreichen)

►

(6) Umsetzung und Zusammenfassung des Gelernten
Auch wenn es zunächst sehr schwierig ist, offen und ehrlich zu sein, fühle ich mich danach doch wohler. Und das ist nicht nur für mich, sondern auch für die anderen besser, weil sie sonst gar nicht wissen, was mit mir los ist.

Frau Rosenzweig schöpft durch die Übung mit der Therapeutin genug Mut, um Simone in der nächsten Woche wirklich aufzusuchen und auf die Situation anzusprechen. Es stellt sich heraus, dass es gar nichts mit ihr zu tun hatte – an diesem Tag ging es Simone selbst einfach sehr schlecht, weil sie zuvor einen heftigen Streit mit ihrer Mutter am Telefon gehabt hatte. Daher war sie so distanziert und feindselig. Simone war froh darüber, dass Frau Rosenzweig sie angesprochen hat und sie ihr Verhalten erklären konnte. Sie hat sich dann auch dafür entschuldigt. Frau Rosenzweig konnte die Entschuldigung gut annehmen, da sie verstand, warum Simone so schlecht drauf gewesen war. Durch die Aussprache sind sich die beiden Nachbarinnen viel näher gekommen.

Haben Sie auch eine Situation im Kopf, der Sie sich bald stellen wollen und die Ihnen Kopfzerbrechen bereitet? Wenn Sie eine Situation vor Augen haben, die Sie gern auf diese Art vorbereiten möchten, finden Sie bei den Online-Materialien das oben erwähnte Arbeitsblatt 6.2 *Die Zukunfts-Situationsanalyse.* Wir möchten Sie ermutigen, es für Ihre Vorbereitung zu nutzen!

6.6 Die Innere Situationsanalyse

Zum Abschluss möchten wir Ihnen noch eine Sonderform der Situationsanalyse vorstellen: die sogenannte »Innere Situationsanalyse«. Sie wird so bezeichnet, weil es hier vorwiegend um Ihr Innenleben, um das »Kopfkino«, geht. Durch die innere Situationsanalyse erhalten Sie die Möglichkeit, auch Situationen zu bearbeiten, in denen Sie allein sind und niemand anderes beteiligt ist. Denn Prägungen und negative Gedanken können natürlich auch auftauchen, wenn wir alleine sind. Bei dieser Form der Situationsanalyse geht es vor allem darum, die Gedanken in Ruhe zu überprüfen, die Ihnen durch den Kopf schießen. Daher können Sie hier auch gerne mehr als drei Gedanken anführen – jedoch sollten es auch nicht viel mehr als fünf sein. Abgesehen von den Fragen, ob die Interpretationen in der Situation verankert und hilfreich für das neue Ziel sind, können Sie sich an dieser Stelle auch Zeit nehmen für die folgende Frage: Tauchen meine *Prägungen* in den Interpretationen wieder auf? Haben sie heute mit der Wirklichkeit etwas zu tun? Kann ich sie »überschreiben«? Zum Beispiel sehen Sie im folgenden Kasten bei der Inneren Situationsanalyse von Herrn Stubenrausch, dass er die Situation folgendermaßen interpretiert: »Ich bin alleine und fühle mich verlassen«. Sowie: »Ich muss immer alles alleine machen«. Hier können wir klar den Bezug zu seiner Vater- und Bruder-Prägung sehen (vgl. Kap. 3, Tab. 3.2). Im Beispiel kann Herr Stubenrausch im Rahmen der Lösungsphase auch die Parallelen zu den Prägungen sehen, seine Interpretationen überschreiben und Schlachtrufe finden, die genau die Prägungen entkräften (»Ich bin heute nicht allein! Ich muss nicht alles allein aushalten!«). Rollenspiele und Übungen sind bei der Inneren Situationsanalyse meist weniger wichtig. Abgesehen von den erwähnten Erweiterungen bei den Interpretationen können Sie genauso vorgehen wie bei der normalen Situationsanalyse. Bitte lesen Sie, wie Herr Stubenrausch die innere Situationsanalyse bearbeitet hat.

Beispiel

Herr Stubenrausch bringt die folgende innere Situationsanalyse mit zur Therapie. Es ist ein sehr großer Erfolg für ihn, dass er sie allein angefertigt hat. Danach hatte er sich direkt etwas besser gefühlt.

Explorationsphase

Situationsbeschreibung	Es ist 13:00 Uhr. Ich sitze im Schlafanzug am Frühstückstisch, rühre in meinem Kaffee, starre vor mich hin, schlage die

	Zeitung auf und lese die Todesanzeigen. Ich stehe auf, gehe wieder ins Bett und ziehe die Decke über meinen Kopf.
Interpretationen	(1) Ich bin allein und fühle mich verlassen. (2) Ich muss immer alles allein machen. (3) Ich weiß nichts mit mir anzufangen. (4) Vielleicht sollte ich auch lieber tot sein.
Verhalten	s. Punkt 1, Kiesler-Kreis: zurückgezogen, verschlossen, distanziert = feindselig-unterwürfig
Tatsächliches Ergebnis	Nach einer Stunde stehe ich vom Tisch auf, gehe ins Bett und ziehe die Decke über meinen Kopf.
Erwünschtes Ergebnis	Ich möchte aktiv werden, zum Beispiel meine Frau anrufen und fragen, ob wir abends zusammen Essen gehen wollen.
Vergleich tatsächliches/ erwünschtes Ergebnis	Haben Sie Ihr erwünschtes Ergebnis erreicht? NEIN.
Warum nicht?	Ich habe mich so wahnsinnig allein gefühlt, daher konnte ich mich zu nichts aufraffen, wobei ich ins Grübeln kam und Suizidgedanken hochkamen.

Lösungsphase

Revision der Interpretationen	~~»Ich bin allein und fühle mich verlassen.«~~ Revision: Ich fühle mich allein und verlassen, das liegt an meinen Prägungen! Heute bin ich aber nicht allein und verlassen. Meine Frau ist gerade nur auf Dienstreise, sie hat mich nicht verlassen. Sie hat gestern angerufen und gesagt, dass sie mich vermisst und sich auf die Heimkehr freut.

▶

	Zudem habe ich auch andere Menschen – wie auch meine Therapeutin – die für mich da sind. ~~»Ich muss immer alles allein machen.«~~ Revision: Das ist meine Prägung von früher, heute stimmt das nicht. Ich kann jetzt auch meine Frau anrufen und mein Kopfkino direkt hinterfragen. ~~»Ich weiss nichts mit mir anzufangen.«~~ Revision: Das stimmt nicht. Eigentlich habe ich viele Interessen und Hobbys – daran muss ich denken, wenn ich mich wieder so depressiv fühle. Zum Beispiel gehe ich so gern italienisch Essen, und am liebsten mit meiner Frau. Das sollte ich jetzt planen! ~~»Vielleicht sollte ich auch lieber tot sein.«~~ Revision: Dieser Gedanke taucht immer auf, wenn ich ins Grübeln über mein Alleinsein komme. Aber eigentlich will ich nicht tot sein, ich will mich nicht umbringen, wie mein Bruder es getan hat. Ich will leben und das Leben endlich mehr genießen. Meine Schlachtrufe: ▶ Ich bin heute nicht allein! Ich muss nicht alles allein aushalten! ▶ Raff dich auf! Werde aktiv! ▶ Ich will leben!
Revision des Verhaltens	Ich überwinde mich, mir nach dem Aufstehen frische Brötchen und eine Zeitung zu kaufen, decke den Tisch schön, frühstücke gemütlich und rufe dann meine Frau an, um zu fragen, ob sie abends mit mir zum Italiener gehen möchte. Ich erzähle ihr auch, dass es mir gerade nicht

	so gut geht, aber dass ich mich sehr auf sie freue.
Was habe ich gelernt?	Ich muss aktiver werden, wenn ich in so einem Loch bin. Die Gedanken, die dann hochkommen, resultieren aus meinen Prägungen, das ist mein Kopfkino, da muss ich gegen ansteuern.
Ist das Gelernte auf andere Situationen anwendbar?	Ja, auf viele Situationen, in denen ich allein bin. Oder besser: Situationen, in denen ich mich alleine fühle, denn ich habe ja gelernt, dass ich nicht wirklich alleine bin!

Wir hoffen, dass Sie das Vorgehen bei der inneren Situationsanalyse durch das Fallbeispiel von Herrn Stubenrausch nachvollziehen können. Allerdings möchten wir Sie noch darauf hinweisen, dass die Durchführung von inneren Situationsanalysen viel schwieriger ist als die Bearbeitung von interpersonellen Situationsanalysen. Das liegt daran, dass es für uns Menschen schwerer ist, unsere Gedanken direkt zu beeinflussen als unser Verhalten. Besonders wenn wir mit anderen Personen zusammen sind, können wir durch unsere Verhaltensänderungen bewirken, dass die Personen auch anders auf uns reagieren – wie es durch die Pfeile im Kiesler-Kreis verdeutlicht wird. Eine positive Reaktion der anderen Personen auf unser neues Verhalten, wie zum Beispiel Hilfe, Unterstützung, Lob, Nähe, kann sich schnell und positiv auf unsere Gedanken und dann auch auf unsere Gefühle auswirken – und so den Weg über die Mauer und heraus aus der chronischen Depression erleichtern! Wir empfehlen Ihnen daher, die innere Situationsanalyse erst dann auszuprobieren, wenn Sie mit der interpersonellen Situationsanalyse vertraut sind und auch schon positive Erfahrungen damit gesammelt haben. Sie finden bei den Online-Materialien das Arbeitsblatt 6.3 *Die Innere Situationsanalyse.* Dieses Arbeitsblatt können Sie als Anleitung für die Durchführung einer inneren Situationsanalyse verwenden.

7 Wunden heilen: Neue Beziehungserfahrungen

In den beiden letzten Kapiteln haben Sie erfahren, wie Sie sich selbst erreichbare Ziele setzen und diese dann auch durch hilfreiche Gedanken und zielführendes Verhalten erreichen können. Wir hoffen, dass Ihre Mauer nun schon schwankt, es vermehrt Risse gibt, die Löcher immer größer werden oder Sie die Mauer schon besteigen? Vielleicht schauen Sie auch jetzt schon durch oder über die Mauer und begegnen Mitmenschen auf eine andere Art und Weise?

In diesem Kapitel möchten wir Ihnen nahebringen, nun ganz genau zu beobachten, wie Personen im *Hier und Jetzt* auf Sie reagieren, wie diese mit Ihnen umgehen und Sie behandeln. Wir möchten, dass Sie nun herausfinden, welche Mitmenschen Ihnen heute gut tun und welche Ihnen vielleicht nach wie vor nicht gut tun, Ihnen womöglich sogar schaden. Das wichtigste Ziel bei alledem besteht darin, dass Ihre Wunden, die aus den schmerzhaften und schwierigen Erfahrungen mit anderen Menschen entstanden sind, geheilt werden können. Was genau meinen wir damit?

7.1 Prägungen als Wunden verstehen

Unsere negativen Prägungen (vgl. Kap. 3), die uns bis heute verfolgen und belasten, lassen sich auch als »Wunden« bezeichnen. Bestimmt haben Sie sich als Kind schon einmal das Knie aufgeschlagen. Sie erinnern sich vielleicht, dass die Wunde damals erst blutete und wehtat, Sie vielleicht vor lauter Schmerz und Schock weinen mussten. Wenn damals dann Ihre Mutter, Ihr Vater oder jemand anderes kam und Sie getröstet hat, Sie liebevoll in den Arm nahm, die Wunde gut versorgte und darauf geachtet hat, dass diese nicht mehr berührt wird oder zum Schutz ein Pflaster darüber geklebt hat, konnte sich von selbst ein schützender Schorf über der Wunde bilden. Wenn diese dann darunter ungestört heilen konnte, fiel irgendwann der

Schorf von selbst ab. Vielleicht haben Sie davon auch noch eine kleine Narbe übrig behalten? Vielleicht ist die Haut aber auch völlig zusammengewachsen, als ob es die Wunde nie gegeben hätte? Wenn jedoch so eine Wunde nicht sorgsam gepflegt und vielleicht sogar im Laufe Ihres Lebens immer wieder aufgerissen wurde, konnte sie nicht in Ruhe heilen. Dann bleibt diese Wunde womöglich bis heute als offene Stelle bei Ihnen, schmerzt weiter und ist vielleicht sogar immer größer und tiefer geworden.

Bei den *Prägungs-Wunden* verhält es sich ähnlich. Die negativen und schmerzhaften Verletzungen konnten bei Ihnen womöglich nicht heilen. Sie wurden damals nicht fürsorglich durch Eltern oder andere Menschen behandelt und beschützt, sondern immer wieder durch Beziehungserfahrungen mit den Eltern oder anderen Menschen aufgerissen. Denken Sie beispielsweise an Herrn Preller: Er hat früh durch die Mutter die Prägungs-Wunde bekommen, dass er von Frauen nichts erwarten kann. Und genau diese Wunde hat seine Ex-Frau dann wieder aufgerissen und bestätigt.

An dieser Stelle möchten wir nochmals darauf hinweisen, dass es uns keinesfalls darum geht, die prägenden Bezugspersonen unserer Patienten als die »Schuldigen« darzustellen. Wir wissen nicht, wie beispielsweise Herr Prellers Mutter geprägt wurde, aber wir wissen zumindest, dass diese auch depressiv war und so bestimmt auch ihr Päckchen zu tragen hatte. Die Bezugspersonen haben in den allermeisten Fällen nicht absichtlich negative Prägungen hinterlassen. Und Herr Preller selbst hat gerade später im Leben natürlich auch einen Anteil daran, dass er immer wieder dasselbe Muster erlebt, also dass seine Wunden wieder aufgerissen werden. Dadurch, dass er lange hinter seiner Mauer blieb und wenig Kontakt zum *Hier und Jetzt* hatte, konnte er sein früh gelerntes Verhalten – die Wutausbrüche und seine schlechte Laune – nicht verändern. Dieses Verhalten hat dann ja auch dazu beigetragen, dass seine Ex-Frau ihn verlassen hat – ein schlimmer Teufelskreis. Gerade deshalb ist es heute so wichtig, dass jeder Mensch seine Wunden kennt und lernt, sie *heute* zu versorgen. Frühe Wunden können auch noch spät im Leben geheilt werden – das ist eine gute Nachricht. Vielleicht bleiben Narben zurück oder die Wunde schmerzt noch ab und zu und erinnert an die Verletzung. Aber der Schmerz ist weniger, besser aushaltbar, manchmal auch ganz verschwunden, weshalb Sie sich wieder freier bewegen können: *Ihre Prägungen können verändert werden!*

Auch wenn Sie in Kapitel 3 möglicherweise viele positive und wenige schmerzhafte, negative Prägungen bei sich gefunden haben, kann es dennoch hilfreich sein, auch diese wenigen negativen Prägungen im Rahmen dieses Kapitels näher zu beleuchten. Beispielsweise erzählt eine CBASP-Therapeutin: »Meine Prägungen sind – vor allem im Vergleich mit den Prägungen meiner Patienten – überwiegend positiv. Dennoch hat meine eigentlich sehr liebevolle und fürsorgliche Mutter auch eine schwierige Prägung bei mir hinterlassen, denn durch mein sehr lebhaftes und manchmal etwas chaotisches Temperament gerieten wir immer wieder in Konflikte. Sie sagte dann oft: *Du in deiner Art bist zu viel für mich!* Und diese Prägung – *ich bin zu viel* – kenne ich bis heute. Ich ertappe mich immer wieder in nahen Beziehungen, dass ich denke, ich sei zu viel für die anderen. Dann ziehe ich mich zurück oder trenne mich sogar, weil ich mich nicht wirklich geliebt fühle. Erst durch die CBASP-Selbsterfahrung habe ich das erkannt und durch die interpersonelle Diskriminationsübung gelernt, wie ich besser mit meiner alten ›Ich bin zu viel‹-Wunde umgehe.« Diese interpersonelle Diskriminationsübung werden wir Ihnen im Folgenden näher bringen.

7.2 Der Unterschied zwischen damals und heute: Die interpersonelle Diskriminationsübung

Um die Heilung unserer Prägungs-Wunden, die vor allem durch frühe Beziehungserfahrungen entstanden sind, aktiv voranzutreiben, möchten wir Ihnen eine letzte sehr hilfreiche CBASP-Strategie vorstellen, die *interpersonelle Diskriminationsübung* – abgekürzt IDÜ. Was bedeutet dieser Begriff genau? Interpersonell bedeutet »zwischen Menschen« und Diskrimination »Unterscheidung«. Gemeint ist also eine Übung, bei der Sie zwischen den Reaktionen und Einstellungen verschiedener Menschen auf Ihr Verhalten unterscheiden lernen. Das Arbeitsblatt 7.1 (s. u.) hilft Ihnen, diese Übung zu lernen und durchzuführen.

Bei der IDÜ wird zunächst eine Situation festgehalten, in der eine andere Person – Ihr Gegenüber – auf Ihr Verhalten reagiert hat. Dies sollte möglichst eine bedeutsame Situation sein, eine Situation, in der Ihre Prägungen »hochkommen« bzw. aktiviert werden, also der erste Teil Ihrer Übertragungshypothese (vgl. Kap. 4) angesprochen wird. Im Englischen bezeichnen wir solche Situationen auch als »hot spot«-Situationen. Das bedeutet wörtlich »heiße Situationen« oder besser »Brennpunkt«-Situationen. Die wichtigsten Brennpunkte unserer Beispielpatienten sind: Wütend werden oder Schwäche zeigen (Herr Preller), Gefühle zeigen, weinen oder sich zurückziehen (Herr Stubenrausch) und Fehler machen (Frau Rosenzweig) – wie zum Beispiel in der Situation mit ihrer Bekannten beim Hundespaziergang, die wir im Kapitel 4 beschrieben haben. Bitte blättern Sie doch kurz zurück und schauen sich die Zeichnung auf Seite 70 an. Dort ist sehr schön durch die beiden Gedankenblasen dargestellt, dass Frau Rosenzweig gar nicht wirklich sieht, wie ihre Bekannte reagiert, sondern *automatisch* annimmt, dass diese sich so verhält wie die strafende Mutter von damals. Frau Rosenzweig konnte jedoch während der CBASP-Therapie vor allem durch die interpersonelle Diskriminationsübung lernen, diese *automatischen* Erwartungen resultierend aus ihren Prägungen von der tatsächlichen heutigen Reaktion ihrer Bekannten zu unterscheiden. In der Zeichnung auf S. 160 sehen Sie, dass Frau Rosenzweig erfolgreich war. Und das ist auch gleichzeitig das Ziel der interpersonellen Diskriminationsübung: Die Prägung durch ihre Mutter ist zwar nicht ganz verschwunden, aber sehr in den Hintergrund gerückt. So kann Frau Rosenzweig jetzt wahrnehmen, dass ihre Bekannte ganz anders reagiert als die strafende Mutter, nämlich freundlich und wohlwollend.

Nachdem wir Ihnen nun das Ziel dieser wertvollen Technik vorgestellt haben, möchten wir Sie einladen, sich selbst eine Situation auszusuchen, in der sich eine Ihrer schwierigen Prägungen in den Vordergrund drängte und das Steuer übernahm. Wenn Sie jetzt für sich eine Situation festgelegt haben, beschreiben Sie bitte ganz genau, *wie* Ihr Gegenüber reagiert hat. Versuchen Sie dabei, genau wie bei der Situationsanalyse, ganz konkret zu beschreiben, was Sie bei Ihrem Gegenüber wahrgenommen haben. Denn je allgemeiner

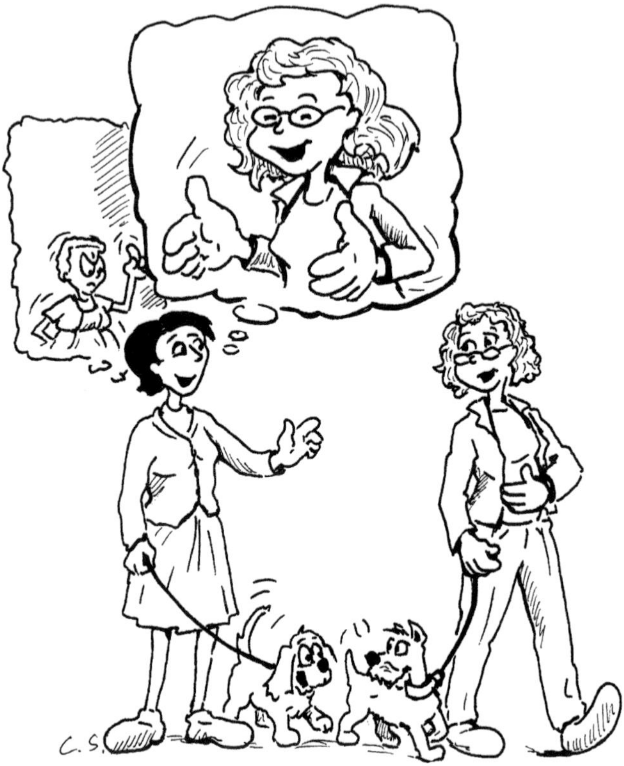

Sie bleiben, desto mehr Macht haben Ihre Prägungen! Überlegen Sie sich im Anschluss, wie Ihre prägenden Bezugspersonen – also die Menschen auf Ihrer Liste der prägenden Bezugspersonen (vgl. Kap. 3) – in dieser Situation reagiert hätten. Schließlich vergleichen Sie die Reaktionen der prägenden Bezugspersonen mit der tatsächlichen Reaktion Ihres Gegenübers. Genau wie bei der Situationsanalyse ist dieser bewusste Vergleich sehr wichtig. Nur ist es hier häufig andersherum: Aufgrund Ihrer Prägung hätten Sie eine negative Reaktion erwartet, erleben aber eine positive. Wenn es hierbei Unterschiede gibt, fühlen Sie nach, was diese Unterschiede für Sie bedeuten.

Die wichtigsten Schritte bei der interpersonellen Diskriminationsübung sind im folgenden Kasten dargestellt. Nutzen Sie den Kasten oder das Arbeitsblatt 7.1 *Interpersonelle Diskriminationsübung* in den Online-Materialien für Ihre Übung.

Übung

Schritte der interpersonellen Diskriminationsübung

(1) Bitte beschreiben Sie kurz die wichtige Situation, also Ihr Verhalten und die Reaktion von ____________ (Ihrem Gegenüber).
(2) Wie hat in der Situation ____________ (Ihr Gegenüber) auf Sie reagiert?
(3) Wie hätte/würde in einer vergleichbaren Situation ____________ (prägende Bezugspersonen nacheinander einsetzen) reagieren, wenn Sie sich ihr/ihm gegenüber so verhalten hätten?
(4) Was für Unterschiede zwischen den Reaktionen Ihrer Bezugspersonen und der Art, wie ____________ (Ihr Gegenüber) reagiert hat, können Sie sehen?
(5) Was bedeutet es für Sie, wenn ____________ (Ihr Gegenüber) in einer anderen Weise reagiert als Ihre Bezugspersonen?

Das klingt vielleicht noch etwas trocken und kompliziert. Im Folgenden werden wir Ihnen auch diese Übung anhand unserer drei Patienten noch anschaulicher machen. An dieser Stelle möchten wir Sie aber noch darauf hinweisen, dass der Schritt 2 (Wie hat Ihr Gegenüber in dieser Situation auf Sie reagiert?) aus der interpersonellen Diskriminationsübung für sich genommen schon ganz alleine eine sehr wertvolle Strategie beinhaltet, mit der wir uns zuvor noch kurz beschäftigen: Das Empathie-Training.

7.3 Mein Gegenüber *lesen* lernen: Das Empathie-Training

Zur Durchführung der interpersonellen Diskriminationsübung ist es zunächst hilfreich, dass Sie etwas weiter hinter Ihrer Schutzmauer hervorkommen. Sonst geht es Ihnen vielleicht wie Frau Rosenzweig in Kapitel 4 und Sie sehen durch die Mauer gar nicht, wie Ihr Gegenüber wirklich reagiert. Bei dieser Übung ist es jedoch sehr wichtig, Ihren Mitmenschen – also Ihr Gegenüber – genau zu beobachten, ihn anzuschauen und zu versuchen, ihn ganz genau zu *lesen.* Wie lesen Sie ein Buch aufmerksam? Sie lesen jeden Satz genau und schauen sich die Bilder aufmerksam an. Zudem nehmen Sie auch die Aspekte »zwischen den Zeilen« wahr. Die Sätze sind bei unseren Mitmenschen die *Sprache,* die Bilder das *Aussehen,* also Mimik, Gestik, usw. Das Zwischen-den-Zeilen bezieht sich bei einem Gegenüber auf die Art und Weise, wie uns jemand begegnet: Schaut er Sie freundlich und wohlwollend an? Wie ist der Tonfall? Strahlt er etwas Warmes, Freundliches aus oder eher etwas Kühles, Distanziertes? Auch im Kapitel 5 haben wir uns schon damit beschäftigt, Ihr eigenes und das Verhalten anderer ganz genau mithilfe des Kiesler-Kreises zu beschreiben.

Besonders in schwierigen Situationen, in denen Ihre Prägungen und die Übertragungshypothesen (vgl. Kap. 3 und 4) die Oberhand gewinnen, ist dieses genaue Lesen oft schwierig. Denn wir haben ja bereits beschrieben, dass in diesen Situationen die Mauer besonders schnell und hoch errichtet wird, sodass die anderen Menschen dahinter verschwinden und nicht mehr genau wahrgenommen werden können. So haben wir in den letzten Kapiteln immer wieder gesehen, wie beispielsweise Herr Preller ganz schnell seinem neuen Kollegen unterstellt, dass er ihn nur ausnutzen wolle. Frau Rosenzweig denkt immer, wenn Mitmenschen »schlecht drauf« sind, dass sie etwas falsch gemacht habe und für die schlechte Laune des Gegenübers verantwortlich sei. Und Herr Stubenrausch verkriecht sich mit seiner Trauer hinter seine Mauer, sodass er seit Jahren nicht mehr vor anderen Menschen geweint hat. Er denkt, dass alle Menschen ihn ablehnen und allein lassen, wenn er weint – genau wie damals seine Mutter.

Diese Reaktionen unserer drei Patienten sind durchaus verständlich, wenn wir uns die bisherigen Beziehungserfahrungen sowie die daraus entstandenen Prägungen und Übertragungshypothesen vor Augen führen. Alle drei haben schwierige und schmerzhafte Erfahrungen machen müssen, welche bei ihnen negative Prägungen hinterlassen haben. Diese hindern die Patienten heute daran, ihr Gegenüber genau zu beobachten. Vielleicht sogar ohne dass sie es bewusst wahrnehmen, steuert der Gedanke »So wie die Menschen früher zu mir waren, so werde ich auch heute behandelt« ihr Verhalten und ihre Gefühle. Schauen Sie sich noch einmal die Zeichnung auf S. 70 im Kapitel 4 an, die dieses Phänomen veranschaulicht. Daher ist es nun also wichtig, dass Sie sich auf Ihr Gegenüber konzentrieren und ihn genau beobachten.

Wenn Sie Ihr Gegenüber so genau beobachten und sich Gedanken über ihn machen, dann versetzen Sie sich in ihn hinein und versuchen, mit ihm zu fühlen. Genau das umschreibt das Wort → *Empathie.* Empathie stammt aus dem Altgriechischen und bezeichnet die Fähigkeit, Gedanken, Gefühle, Absichten und Persönlichkeitsmerkmale eines anderen Menschen zu erkennen und zu verstehen. Im folgenden Kasten finden Sie Fragen, die Ihnen helfen, sich besser in andere Menschen hineinzuversetzen und empathischer zu werden. Diese Fragen haben wir für Sie auch in den Online-Materialien als Arbeitsblatt 7.2 zusammengestellt.

Übung Empathie-Training

Bitte beobachten Sie Ihr Gegenüber und beantworten Sie die folgenden Fragen:

- Wie schaut mich mein Gegenüber an? Freundlich, wohlwollend, sorgenvoll, streng, kühl, feindselig? Oder meidet er Blickkontakt und schaut mich nicht an?
- Was genau sagt er zu mir? Wie ist sein Tonfall?
- Wie wirkt sein Verhalten im Kiesler-Kreis auf mich?
- Wie geht es ihm wohl gerade? Wie fühlt er sich?
- Wie ist seine Lebenssituation gerade?
- Wie war sein Tag bisher? Was hat er heute vor unserer Begegnung schon erlebt?
- Warum sagt er das zu mir? Warum schweigt er? Warum verhält er sich gerade so?
- Was wird er wohl als nächstes tun?
- Was will er von mir?

Experiment zum Empathie-Training
Wenn Sie möchten, können Sie sich vornehmen, Ihre Mitmenschen einmal ganz genau zu beobachten und während oder nach Begegnungen diese Fragen durchzugehen. Fällt Ihnen das leicht oder schwer? Entdecken Sie etwas Neues? Vielleicht erinnern Sie sich auch an Ihre Beobachtungen zum Kiesler-Kreis (Kap. 5). Wo würden Sie das Verhalten des Gegenübers im Kiesler-Kreis einordnen? Und vergessen Sie nicht, sich immer wieder zu fragen, wie sich Ihr Gegenüber wohl gerade fühlt.

7.4 Unser Verhalten hat Konsequenzen

Nach dieser Vorbereitung schauen wir uns jetzt die Beispiele unserer Patienten an. Dafür stellen wir Ihnen zunächst Situationen aus den CBASP-Therapien vor. Anschließend betrachten wir Situationen, die außerhalb einer Therapie zur *interpersonellen Diskriminationsübung* genutzt werden können. In jedem Fall werden Sie feststellen, dass es immer darum geht, die Konsequenzen unseres Verhaltens beim Gegenüber heute und früher festzuhalten und bewusst wahrzunehmen, miteinander zu vergleichen und unterscheiden zu lernen.

7.4.1 Konsequenzen feindseligen Verhaltens

Beginnen wir mit Herrn Preller und schauen uns an, wie er in seiner CBASP-Behandlung mit seiner Einzeltherapeutin neue und heilsame Beziehungserfahrungen machen konnte. Im folgenden Kasten finden Sie einen Ausschnitt aus einer schwierigen Therapiesitzung. Das Gespräch fand in der fünften Therapiestunde statt. Zuvor hatte Herr Preller mit seiner Therapeutin seine Prägungen erarbeitet (vgl. Kap. 3), die Übertragungshypothese formuliert (vgl. Kap. 4) und den Kiesler-Kreis kennengelernt (vgl. Kap. 5).

Beispiel

Herr Preller kommt in den Therapieraum gestürmt, wirkt dabei sehr aufgebracht und wütend.

Herr Preller:	[schreit seine Therapeutin mit lauter Stimme an] »Also, eines will ich Ihnen sagen: Sie können mir wirklich nicht helfen. Sie sind hier die Versagerin, nicht ich. Seitdem ich mit Ihnen rede, geht es mir nur noch schlechter. Sie haben wohl Ihren Beruf verfehlt.«
Therapeutin:	»Herr Preller, wissen Sie, wie es mir gerade geht?«
Herr Preller:	»Nein, das ist aber auch nicht mein Problem.«
Therapeutin:	»Schauen Sie mich doch mal an. Was sehen Sie denn bei mir?«
Herr Preller:	»Keine Ahnung – erfreut sehen Sie gerade nicht aus.«
Therapeutin:	»Das stimmt. Darf ich Ihnen sagen, wie ich mich gerade fühle und was ich denke?«
Herr Preller:	»Wenn es Sie erleichtert, machen Sie es.«
Therapeutin:	»Ich fühle mich gerade sehr verletzt. Es tut mir weh zu hören, wie Sie über mich und unsere Therapie reden. Ich fand unsere ersten Stunden sehr intensiv und hilfreich. Sie haben mir viel Persönliches anvertraut. Ich habe bereits begonnen, Sie zu mögen und möchte Ihnen sehr gerne helfen, die chronische Depression endlich hinter sich zu lassen. Und dann kommen Sie hier rein und sagen, ich sei eine Versagerin und die Therapie bringe nichts – das verletzt mich. Können Sie das nachvollziehen?«
Herr Preller:	»Ich wusste nicht, dass Sie so sensibel sind, Sie wirken doch sonst nicht wie ein Sensibelchen.«
Therapeutin:	»Nein, bisher haben Sie mich ja auch nicht derart verletzt. Bevor wir weitermachen, muss ich wissen: Wollen Sie mich verletzen?«
Herr Preller:	»Ach nein, eigentlich nicht.«
Therapeutin:	»Warum machen Sie das dann?«

Was ist hier passiert? Herr Preller kommt wütend in die Therapie, greift seine Therapeutin an (»Sie sind hier die Versagerin«) und stellt die Therapie in Frage (»Seitdem ich mit Ihnen rede, geht es mir nur noch schlechter«). Wie ordnen Sie dieses Verhalten im Kiesler-Kreis ein? Genau: sehr feindselig, vielleicht auch *feindselig-dominant.* Die

Therapeutin ist völlig überrascht und zugleich verletzt durch diesen Angriff. Sie teilt ihm dieses Gefühl der Verletzung etwas später ja auch offen mit. Zuvor fragt sie Herrn Preller jedoch, was er denkt, wie es ihr gehen mag und was er bei ihr sieht. Erinnern Sie sich? Sie wendet also genau das *Empathie-Training* an, was wir Ihnen im Abschnitt 7.2 auch ans Herz gelegt haben. Herr Preller ist sehr überrascht von ihren Gefühlen, die ja die Folge seines Verhaltens sind. Die Therapeutin konfrontiert ihn weiter mit dieser Konsequenz: »Wollen Sie mich verletzen? Warum machen Sie das dann?«

Diese Fragen kennt Herr Preller nicht. Er kommt ins Nachdenken. Im Verlauf der Stunde findet er gemeinsam mit seiner Therapeutin heraus, dass er sie am Anfang der Stunde derart abgewertet hat, weil er bemerkte, dass die Therapie genau seine »Wunden« trifft, was jedoch auch weh tut. Er hat daraufhin Angst bekommen, dass seine Therapeutin ihn dennoch enttäuschen wird – so wie bisher alle Frauen in seinem Leben. Da er aber nicht gelernt hat, über seine Ängste zu sprechen, greift er sie an und wertet sie ab. Er zeigt also ein Verhalten, welches er im Laufe seines Lebens gelernt hat und welches auch vor dem Hintergrund seiner Prägungen verständlich ist: Er zeigt vordergründig Stärke, obwohl er sich eigentlich ganz schwach und ängstlich fühlt. Dadurch, dass die Therapeutin Herrn Preller eine ehrliche Rückmeldung gibt, hat er die Chance, sein eigenes Verhalten besser zu verstehen und auch wahrzunehmen, was sein Verhalten bei seiner Therapeutin auslöst. Durch die Ehrlichkeit und Offenheit von Herrn Preller und seiner Therapeutin entsteht am Ende dieser Therapiestunde ein Gefühl der Nähe zwischen beiden. Im Verlauf der weiteren Therapie erleben Herr Preller und seine Therapeutin viele solcher zunächst kritischen Situationen. Seine Therapeutin macht ihn in diesen Situationen immer wieder darauf aufmerksam, was sein wütendes oder aufbrausendes Verhalten in ihr auslöst und auch, dass sie sich dennoch nicht abwendet. Sie zeigt ihm dadurch, dass er – anders als seine Prägungen es ihm weismachen möchten – von Frauen eben doch etwas erwarten kann (→ interpersonelles Diskriminationslernen). Deshalb sprechen wir in der CBASP-Therapie häufig von heilenden oder auch heilsamen Beziehungserfahrungen.

Am Ende dieser skizzierten Stunde führen beide die zu Beginn des Kapitels beschriebene interpersonelle Diskriminationsübung durch. Die Brennpunktsituation – umschreibt Herr Preller so: *Ich greife meine Therapeutin wütend an.*

Beispiel

Therapeutin: »Herr Preller, wie hätte Ihr Vater früher reagiert, wenn Sie diesen wütend angegriffen hätten?«

Herr Preller: »Der hätte sofort zurückgeschrien. Unter Alkohol hätte er mich grün und blau geschlagen.«

Therapeutin: »Wie hätte Ihre Mutter reagiert?«

Herr Preller: »Ach die, die hätte gar nicht reagiert. Sie wäre aus dem Raum gegangen und hätte mich allein mit meiner Wut zurückgelassen.«

Therapeutin: »Wie hätte Ihr Bruder reagiert?«

Herr Preller: »Der hätte auch zurück geschrien. Wir hätten dann einen Kampf begonnen. Als wir noch klein waren, war er immer der Stärkere. Aber dann hab ich trainiert, sodass ich irgendwann stärker war als er.«

Therapeutin: »Wie hat Ihre Ex-Frau reagiert, wenn Sie diese wütend angeschrien haben?«

Herr Preller: »Naja, das ist ja öfter passiert. Die ist dann immer sprachlos rausgegangen und hat manchmal tagelang nicht mehr mit mir gesprochen. Und irgendwann hatte sie diesen anderen Typ und hat sich von mir getrennt.«

Therapeutin: »Dann schauen wir nochmal auf unsere Situation heute: Wie habe ich denn heute auf Sie reagiert, als Sie mich zu Beginn der Stunde so wütend angegriffen haben?«

Herr Preller: »Mmh, Sie haben gesagt, dass es Sie verletzt. Sie haben aber auch gesagt, dass Sie mir wirklich helfen wollen und sogar beginnen, mich zu mögen.«

Therapeutin: »Ja, ganz genau. Was für Unterschiede zwischen den Reaktionen Ihrer Bezugspersonen und der Art, wie ich reagiert habe, können Sie sehen?«

Herr Preller: »Naja, riesen Unterschiede. Mein Vater und mein Bruder hätten zurückgeschrien und wären auch aggressiv geworden, meine Mutter und meine Ex-Frau wären einfach rausgegangen und Sie – ja Sie sind verletzt, schreien mich aber nicht an, bleiben hier und sagen sogar, dass Sie mir helfen wollen.«

▶

Therapeutin:	»Genau. Und was bedeutet es für Sie, wenn ich so anders reagiere als Ihre Bezugspersonen?«
Herr Preller:	»Mmh, das fühlt sich seltsam an. So neu und so fremd. Aber es fühlt sich schon auch gut an. Vielleicht können Sie ja bei mir tatsächlich etwas bewirken …«

Wie bereits gesagt sind ähnliche Situationen während Herrn Prellers Einzeltherapie noch einige Male aufgetreten. Immer wieder hat die Therapeutin ihm mitgeteilt, welche Gefühle sein Verhalten in ihr auslöst. Immer wieder haben beide im Anschluss die interpersonelle Diskriminationsübung durchgeführt. So konnte Herr Preller sein wütendes, angreifendes und verletzendes Verhalten allmählich immer mehr abbauen und der Therapeutin seine Probleme offen erzählen und Schwächen zeigen. Er konnte erleben, dass sie als Frau ihm bei seinen Problemen wirklich hilft, seine Schwächen nicht ausnutzt, sondern annehmen kann, was völlig entgegen seiner Befürchtungen war. Auch andere Mitglieder des stationären Behandlungsteams haben vollkommen anders auf ihn reagiert als er befürchtet hat. Und besonders überraschend war, dass seine Mitpatienten sich gerade dann ihm gegenüber sehr nett verhalten haben, wenn er Schwäche gezeigt hat (vgl. auch Situationsanalyse in Kap. 6). Lassen Sie uns noch einmal auf seine Übertragungshypothesen schauen:

»Wenn ich mich auf die Therapie mit einer Frau einlasse, wird sie mich enttäuschen oder mir nicht helfen.«

»Wenn ich in der Therapie/auf der Station Schwäche zeige oder mich nicht immer wehre, wird das meine Therapeutin/das Behandlungsteam oder werden das andere Mitpatienten ausnutzen und mich ›vernichten‹.«

Diese Übertragungshypothesen wurden also im Verlauf des stationären Aufenthalts immer wieder entkräftet. Seine negativen Prägungs-Wunden konnten daher durch die neuen und positiven Beziehungserfahrungen mit seiner Therapeutin, aber auch mit anderen Teammitgliedern und Mitpatienten, beginnen zu heilen.

7.4.2 Konsequenzen unsicheren Verhaltens

Bereits zu Beginn der Therapie hatte Frau Rosenzweig immer wieder gegenüber ihrer Therapeutin die Befürchtung geäußert, dass sie etwas falsch machen oder falsch verstehen könnte. Frau Rosenzweig kommt nun das erste Mal zu ihrer ambulanten Therapeutin, ohne wie besprochen eine Situationsanalyse ausgefüllt zu haben. Sie ist sehr verschlossen und in sich gekehrt und reagiert kaum auf die Fragen der Therapeutin. Als die Sprache auf die »Hausaufgabe« kommt, schaut sie verlegen weg und sagt sehr leise »Bin ich nicht dazu gekommen, ich habe mich mit meinem besten Freund gestritten. Können wir nicht darüber reden?« Die Therapeutin sagt »Wenn Sie das heute bewegt, können wir darüber gerne gleich sprechen. Aber ich habe gerade das Gefühl, ich erreiche Sie kaum. Gibt es vielleicht noch etwas Anderes, was Sie bedrückt und was Sie mir vielleicht sagen wollen?« Es stellt sich heraus, dass Frau Rosenzweig große Angst hat, zuzugeben, dass sie die Situationsanalyse noch nicht verstanden hat. Dass es ihr nicht gelungen ist, ein erwünschtes Ergebnis zu formulieren. Sie hat sich sogar den Streit mit dem besten Freund als Ausrede ausgedacht. Die Therapeutin reagiert sehr verständnisvoll: »Ich kann sehr gut verstehen, dass Sie große Angst hatten, einen Fehler zuzugeben. Ich bin zwar enttäuscht, dass Sie mich deshalb angelogen haben, aber Sie sind mir wichtig und ich möchte Ihnen helfen. Wollen wir das erwünschte Ergebnis noch einmal gemeinsam anschauen?« Am Ende der Stunde machen sie eine interpersonelle Diskriminationsübung.

Beispiel

Situation von **Frau Rosenzweig**: Ich habe einen Fehler gemacht und wollte ihn nicht zugeben.

Therapeutin:	Wie hätte Ihre Mutter reagiert?
Frau Rosenzweig:	Sie hätte geschimpft und gesagt, dass ich nutzlos bin und es doch zu nichts bringe.
Therapeutin:	Wie hätte der Partner Ihrer Mutter reagiert?

▶

Frau Rosenzweig:	Er hätte gelacht. Wenn er herausbekommen hätte, dass ich mir eine Ausrede ausgedacht habe, wäre er sehr wütend geworden.
Therapeutin:	Und Ihr bester Freund?
Frau Rosenzweig:	Der hätte gesagt, dass es nicht schlimm ist und dass jeder Mal Fehler macht. Dann hätte er schnell das Thema gewechselt.
Therapeutin:	Und wie habe ich reagiert?
Frau Rosenzweig:	Sie haben mir gesagt, dass Sie etwas enttäuscht sind, weil ich gelogen habe. Aber auch, dass Sie es verstehen und Sie mir helfen wollen. Dann haben Sie mir angeboten, mich zu unterstützen.
Therapeutin:	Stimmt, das habe ich. Welche Unterschiede fallen Ihnen auf, wenn Sie mein Verhalten mit dem Ihrer Mutter, Ihres Stiefvaters oder Ihres besten Freundes vergleichen?
Frau Rosenzweig:	Sie haben weder versucht, den Fehler kleinzureden wie mein Freund, noch haben Sie mir das Gefühl gegeben, dass ich ein dummer und schlechter Mensch bin, weil ich die Situationsanalyse noch nicht verstanden habe.
Therapeutin:	Und was bedeutet das für Sie?
Frau Rosenzweig:	Auch wenn ich etwas nicht verstehe, finden Sie mich nicht wertlos oder dumm. Sie bleiben an meiner Seite und helfen mir. Das fühlt sich gut an.

7.4.3 Konsequenzen offenen Verhaltens

Erinnern Sie sich an Kapitel 4, in dem wir beschrieben haben, wie Herr Stubenrausch mit seiner Therapeutin seine zweite Übertragungshypothese gefunden hat? Diese lautet ja: »*Wenn ich in der Therapie Schwäche zeige (vor allem weine), dann wird meine Therapeutin mich ablehnen.*«

Lassen Sie uns nun eine Situation aus der Therapie von Herrn Stubenrausch anschauen, wo genau das passiert: Herr Stubenrausch weint das erste Mal seit Jahrzehnten vor einem anderen Menschen – also eine deutliche Brennpunkt-Situation, in der seine wunden Punkte berührt werden.

In dieser Therapiestunde erzählt Herr Stubenrausch seiner Therapeutin ausführlich von dem Suizid seines Bruders, der sich 15 Jahre zuvor umgebracht hat. Dabei kämpft er zunächst mit seinen Tränen und versucht zu verhindern, dass sie laufen. Als seine Therapeutin ihn darauf anspricht und ermutigt, den Tränen freien Lauf zu lassen, beginnt er zu weinen – das erste Mal in der Therapie. Das erste Mal seit seiner Kindheit weint er vor einem anderen Menschen. Natürlich reagiert die Therapeutin sehr mitfühlend und verständnisvoll. Sie reicht ihm Taschentücher und sagt, dass sie auch traurig und berührt sei. Die Stunde schließt mit folgendem Gespräch.

Beispiel

Therapeutin:	»Herr Stubenrausch, das war eine sehr emotionale und intensive Stunde. Danke, dass Sie mir so viel anvertraut haben. Danke, dass Sie heute das Vertrauen hatten, vor mir zu weinen. Wie geht es Ihnen nun?
Herr Stubenrausch:	»Hhm, irgendwie tat es gut, endlich mal wieder weinen zu können. Ich fühle mich fast ein bisschen erleichtert, was ich nie gedacht hätte.«
Therapeutin:	»Ja, das hätten Sie nicht gedacht. Dafür gibt es ja auch Gründe. Wie hat denn früher Ihre Mutter reagiert, wenn Sie geweint haben?«
Herr Stubenrausch:	»Die hat ja immer gesagt, ich soll damit aufhören, das Leben geht weiter. Dann hat sie sich umgedreht und ist rausgegangen.«
Therapeutin:	»Genau, und wie hat Ihr Vater reagiert?«
Herr Stubenrausch:	»Naja, der hat mich früher in den Arm genommen und getröstet. Aber dann war er ja plötzlich weg. Er hat mir so gefehlt …«
Therapeutin:	»Und wie reagiert Ihre Frau, wenn Sie vor Ihr weinen?«
Herr Stubenrausch:	»Ach, das weiß ich gar nicht. Vor ihr habe ich noch nie geweint …«
Therapeutin:	»Aha. Wie habe ich denn heute auf Ihr Weinen reagiert?«
Herr Stubenrausch:	»Mmh, sehr verständnisvoll, Sie haben mir immer wieder Taschentücher gereicht und gesagt, dass das alles wirklich schlimm und traurig ist und dass es Sie auch berührt.«

▶

Therapeutin:	»Ja, ganz genau. Und wissen Sie was noch passiert ist? Ich spüre jetzt auch sehr viel mehr Nähe zu Ihnen, weil Sie mir so offen Ihre Gefühle gezeigt haben. Haben Sie das auch so empfunden?«
Herr Stubenrausch:	»Ja, stimmt. Ich fühle mich jetzt auch wohler hier.«
Therapeutin:	»Was für Unterschiede zwischen den Reaktionen Ihrer Mutter und der Art, wie ich reagiert habe, können Sie sehen?«
Herr Stubenrausch:	»Naja, meine Mutter hätte in dieser Situation heute gesagt, ich solle aufhören mit dem Weinen und überhaupt über meinen Bruder zu reden und wäre rausgegangen. Und Sie sind da geblieben und haben mich getröstet.«
Therapeutin:	»Was bedeutet es für Sie, wenn ich so anders reagiere als Ihre Mutter – und als Ihre Erwartung?«
Herr Preller:	»Mmh, das fühlt sich schon gut an, richtig erleichternd!«
Therapeutin:	»Und schauen Sie mal, was ist mit Ihrer Befürchtung passiert: ›*Wenn ich in der Therapie Schwäche zeige (vor allem weine), dann wird meine Therapeutin mich ablehnen.*‹«
Herr Stubenrausch:	»Oh ja, die hat sich zum Glück nicht erfüllt!«

Darauf folgend konnte Herr Stubenrausch öfter in der Therapie weinen. Schließlich hat er auch vor seiner Frau das erste Mal geweint, die daraufhin auch sehr verständnisvoll reagiert hat. Und wissen Sie, wie Herr Stubenrausch das Gefühl beschrieben hat, was ihn erfüllte, als seine Frau ihn tröstend und liebevoll in den Arm genommen hat? Er sagte: »Das hat sich wie der Durchbruch meiner Mauer angefühlt!«

Wie Sie anhand der Beispiele beobachten können, sind für unsere CBASP-Patienten diese interpersonellen Diskriminationsübungen sehr hilfreich: Sie können durch diesen Früher-Heute-Vergleich erkennen und spüren, dass ihre negativen Befürchtungen, wie andere Menschen auf sie reagieren (z. B. Zurückweisung, Alleingelassen-Werden, Missachtung, Sich-nicht-wehren-Können) heute nicht mehr eintreten. Daher sind sie am Ende der IDÜ oft erleichtert über die Feststellung, dass es große Unterschiede zwischen der Reaktion der Menschen heute und der Reaktion der Menschen von damals gibt. So geht es vielen. Wenn die Patienten also erkennen und spüren, dass heute wirklich jemand vor ihnen sitzt, der ihnen wohlgesonnen ist und sie wertschätzend behandelt, der sie mag und ihnen wirklich helfen will, kommt es zu wichtigen Momenten der Erleichterung. Und Sie haben ja schon im Kapitel 6 gelernt, wie wichtig diese Erleichterungsmomente sind, um die Mauer zu überwinden oder zu durchbrechen, um den Weg aus der chronischen Depression zu finden.

7.5 Das Heilen Ihrer Wunden

Nach unseren drei Patientenbeispielen möchten wir nun Ihnen helfen, diese interpersonelle Diskriminationsübung für Ihre wichtigen Situationen durchzuführen, sodass auch Sie neue Erleichterungsmomente erleben können. Fällt Ihn eine derartige bedeutsame »Brennpunkt«-Situation ein, in der Ihre wunden Punkte berührt wurden? Vielleicht waren Sie auch überrascht über die Reaktion einer Person, die Sie so nicht erwartet hätten? Oder waren Sie berührt durch eine neue Reaktion? Eine Patientin von uns musste zunächst immer weinen, wenn sie bewusst wahrnahm, dass andere Menschen heute so positiv auf sie reagieren – das kannte sie gar nicht und es hat sie daher zunächst immer zu Tränen gerührt. Wenn Sie im vierten Kapitel *Übertragungshypothesen* für sich formuliert haben, können Sie natürlich auch hier die ersten Satzteile nutzen, um Ihre Brennpunkte zu finden. Vielleicht helfen Ihnen dabei auch noch folgende Beispiele unserer Patienten, welche im nicht-therapeutischen Alltag stattfanden.

Kollegin im Büro. Herr Preller erzählte beispielsweise von einer Situation mit einer Arbeitskollegin, die mit einer Frage in sein Büro kam. Er hätte wie immer aufbrausend reagiert – wenn auch nicht ganz so wütend wie sonst – und die Kollegin sei überraschenderweise sehr nett geblieben und hätte gefragt, wann er denn mehr Zeit und Ruhe für ihr Anliegen hätte. Über diese Situation hat er dann eine IDÜ durchgeführt.

Weinen vor der Partnerin und anderen Menschen. Herr Stubenrausch hat die Situation für eine IDÜ genutzt, als er das erste Mal vor seiner Frau geweint hat. Er hat später auch einmal im Kino bei einem traurigen Liebesfilm geweint, den er mit seiner Frau und Freunden angesehen hatte. Er habe bemerkt, dass alle anderen auch geweint hätten. Nach dem Film hätten sich alle darüber ausgetauscht, wie traurig sie den Film fanden. Auch das konnte er für eine IDÜ nutzen.

Einen falschen Betrag herausgeben. Frau Rosenzweig hat im Supermarkt der Kassiererin statt eines 20-Euro-Scheins aus Versehen einen 10-Euro-Schein gegeben. Die Kassiererin habe sie daraufhin sehr freundlich und nett auf diesen Fehler aufmerksam gemacht – eine »Brennpunkt«-Situation für Frau Rosenzweig, die sie für eine IDÜ nutzen konnte.

Anbei sehen Sie das Beispiel eines ausgefüllten IDÜ-Arbeitsblatts über die beschriebene Büro-Situation von Herrn Preller.

Beispiel

Die interpersonelle Diskriminationsübung von Herrn Preller

(1) Kurze Beschreibung meiner wichtigen Situation, also mein Verhalten und die Reaktion von *meiner Arbeitskollegin Britta:*
Ich sitze in meinem Büro, zugemüllt mit Arbeit. Britta kommt herein und fragt, ob ich kurz Zeit für eine Frage von ihr habe. Ich sage laut und genervt: »Nein, jetzt nicht. Ich habe gerade so viel zu tun«. Sie fragt ruhig: »Wann passt es dir denn besser?«

(2) Wie hat in der Situation *Britta* auf mich reagiert?
Sehr ruhig, gelassen, freundlich

(3) Wie hätte/würde *mein Vater* reagieren, wenn ich mich ihm gegenüber so verhalten hätte?
Er hätte zurückgeschrien und mich unter Alkohol auch geschlagen.

(4) Wie hätte/würde *meine Mutter* reagieren, wenn ich mich ihr gegenüber so verhalten hätte?
Die wäre niemals zu mir ins Zimmer gekommen. Die war ja froh, wenn sie ihre Ruhe hatte.

(5) Wie hätte/würde *mein Bruder* reagieren, wenn ich mich ihm gegenüber so verhalten hätte?
Der hätte auch zurückgeschrien und dann hätten wir wahrscheinlich miteinander gekämpft.

▶

(6) Wie hätte/würde *meine Ex-Frau* reagieren, wenn ich mich ihr gegenüber so verhalten hätte?
Die hätte vielleicht noch kurz gesagt: »Das war ja klar. Immer ist deine Arbeit wichtiger.« Danach wäre sie genervt hinausgegangen und hätte tagelang nicht mehr mit mir gesprochen.

(7) Was für Unterschiede zwischen den Reaktionen meiner Bezugspersonen und der Art, wie *Britta* reagiert hat, kann ich sehen?«
Die Männer hätten zurückgeschrien und gekämpft, die Frauen mich verlassen, Britta aber ist als einzige nett geblieben – okay, ich war auch nicht ganz so ein Ekelpacket wie sonst.

(8) Was bedeutet es für mich, wenn *Britta* in einer anderen Weise reagiert als meine Bezugspersonen?«
Vielleicht sollte ich mich bemühen, nicht so schnell wütend und laut zu werden und dann sind die anderen auch netter zu mir, selbst Frauen ...

Übung

Nachdem Sie jetzt viele Informationen und Beispiele zur IDÜ gelesen haben: Fallen Ihnen Brennpunkt-Situationen aus Ihrem Alltag ein? Nutzen Sie diese Übung, um Situationen zu sammeln. Mit dem Arbeitsblatt 7.1 *Interpersonelle Diskriminationsübung* können Sie dann für die einzelnen Situationen selbst eine IDÜ durchführen – je häufiger Sie das machen, desto besser!

Meine Brennpunkt-Situationen:

____

____

____

____

____

7.6 Umgang mit schwierigen Situationen

Was aber ist zu tun, wenn Sie bemerken, dass die Reaktionen Ihrer Mitmenschen weiterhin sehr schwierig, schmerzhaft und belastend für Sie sind? Das ist eine sehr wichtige Frage. Zur Beantwortung der Frage hilft auch hier der Kiesler-Kreis. Lassen Sie uns dafür zunächst Ihr Verhalten anschauen (vgl. Abbildung 7.1).

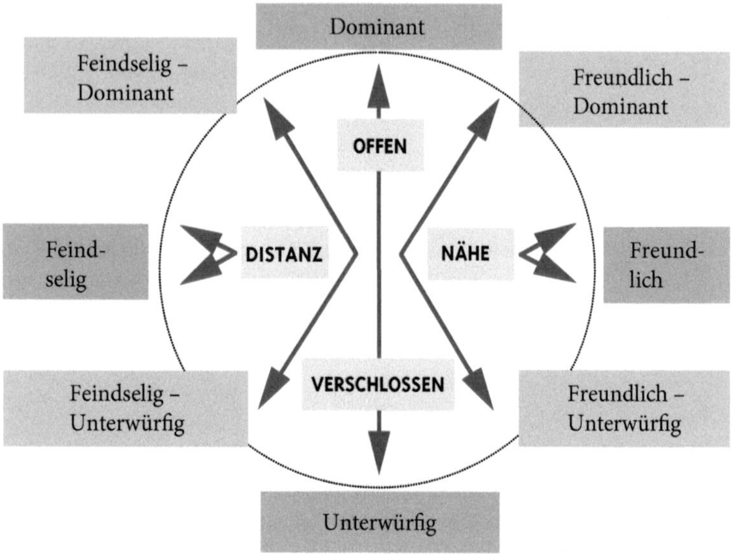

Abbildung 7.1 Der Kiesler-Kreis als Hilfe beim Umgang mit schwierigen Situationen

In Kapitel 5 haben wir gesehen, dass viele chronisch depressive Menschen aufgrund ihrer Prägungen dazu neigen, sich hinter der Mauer zu verstecken und daher eher *verschlossen bzw. submissiv* oder auch *feindselig bzw. distanzierend* auf andere Menschen wirken – wie beispielsweise Herr Stubenrausch. Oder aber sie sind – wie Herr Preller – so enttäuscht und verletzt worden, dass sie schnell aufbrausend und wütend reagieren, was wir im Kiesler-Kreis eher als *feindselig-dominant* einordnen. Daher bitten wir Sie zunächst wieder zu prüfen, wie Sie wohl im Kiesler-Kreis in der Situation gewirkt haben. Eher *nah bzw. freundlich* oder eher *distanzierend bzw. feindselig?* Eher *offen bzw. dominant* oder eher *verschlossen bzw. submissiv?*

Wie die Pfeile im Kiesler-Kreis uns ja immer wieder zeigen, müssen wir uns nicht wundern, dass andere Menschen feindselig auf uns reagieren, wenn wir selbst feindselig sind. Oder aber *feindselig-dominant,* wenn wir *feindselig-unterwürfig* sind und umgekehrt. Wenn Sie aber etwas Freundliches, Nahes, Offenes ausstrahlen, dann sollten Mitmenschen auch Ihnen freundlich begegnen. Daher wäre eine allgemeine Empfehlung für viele (nicht für alle!) Situationen, dass Sie zunächst versuchen, *freundlich-dominant* auf die Mitmenschen zuzugehen und dann schauen, wie diese reagieren. Wenn Mitmenschen dann trotz Ihres möglicherweise neuen *freundlich-dominanten* Verhaltens feindselig auf Sie reagieren, können Sie mithilfe des Kiesler-Kreises überlegen, wie Sie sich anders positionieren können, z. B. dominanter auftreten. Eine weitere Option ist, den Kiesler-Kreis »zu verlassen«, also die Situation zu beenden. In vielen Fällen ist dies anzuraten, bevor sich ein schlimmer Konflikt entwickelt.

Wir haben während unserer CBASP-Therapien einige Patienten begleitet, welche sich im Verlauf der Therapie oder danach bewusst entschieden haben, den Kontakt zu bestimmten Personen zu reduzieren oder sogar abzubrechen. Am besten nachzuvollziehen ist es wohl bei folgendem Beispiel: Eine Frau im Alter von 35 Jahren wohnte zu Therapiebeginn noch bei ihren Eltern, wobei beide sie immer noch von Zeit zu Zeit schwer geschlagen haben. Durch die CBASP-Therapie hat sie gelernt, sich wichtig zu nehmen und sich zu wehren: Sie hat ihren Eltern einmal ganz klar und dominant gesagt, dass sie damit aufhören sollen und ihnen angedroht, dass sie auszieht, wenn sie noch ein Mal geschlagen wird. Als es dann doch wieder passiert ist, hat sie die Drohung wahr gemacht und ist ausgezogen. Sie ist zu einer Freundin gezogen und konnte endlich beginnen, ein freies und selbstbestimmtes Leben zu führen. Wie war diese Patientin im Kiesler-Kreis? Jahrelang hat sie stillschweigend die Schläge über sich ergehen lassen, war also *submissiv-feindselig.* Dann hat sie sehr *dominant* den Eltern gesagt, was sie will, nämlich dass diese aufhören. Schließlich ist sie *feindselig-dominant* ausgezogen – und das war auch gut so!

Hieraus können wir also folgende Strategien ableiten:

(1) Zunächst können Sie Ihrem Gegenüber *freundlich-dominant* oder *dominant* sagen, was Sie wollen und was Sie denken und fühlen.
(2) Danach nehmen Sie die Reaktion des Gegenübers genau wahr (vgl. Empathie-Training).
(3) Wenn dieser auch *freundlich* reagiert, haben Sie Ihr Ziel erreicht!
(4) Wenn dieser weiter *feindselig* ist, gehen Sie ins *Feindselig-dominante* und verlassen diese Situation! Das ist viel besser und gesünder als wieder ins *Submissive* abzurutschen und sich weiter ausnutzen, beschimpfen, missbrauchen, etc. zu lassen.

Natürlich ist der vierte Schritt oft ein sehr schwerer Schritt. Wenn Sie diese Strategie auf Personen anwenden, die Sie nicht gut kennen, die Ihnen nicht so wichtig sind oder denen Sie aus dem Weg gehen können, kann das eine sehr gute Methode sein. Denn warum sollten Sie es sich antun, mit jemandem Kontakt aufzunehmen, der Ihnen nicht gut tut? Wenn es sich aber um nahestehende Personen handelt wie Ihre Eltern, Geschwister, einen langjährigen Freund oder den Partner, ist das sicher keine einfache Entscheidung. Und wir möchten auf gar keinen Fall den Eindruck erwecken, dass Sie sofort den Kontakt abbrechen sollen, wenn die Personen, die Ihnen nahestehen, nicht direkt positiv auf Ihr neues Verhalten reagieren. Denn nicht nur für Sie ist es zunächst ungewohnt, wenn Sie anders reagieren als Ihr Umfeld das gewohnt ist.

Uns ist bei diesen Beispielen vor allem wichtig, Ihnen deutlich zu machen, dass es in bestimmten Fällen wirklich die beste Lösung sein kann, eine Beziehung zu beenden oder zumindest Abstand zu suchen. Und wir haben auch die Erfahrung gemacht, dass unsere Patienten, wie im oben beschriebenen Beispiel der 35-jährigen Frau, durch die CBASP-Therapie den Mut finden können, sich von Menschen zu trennen, die Ihnen nicht gut tun. Das bedeutet sicherlich nicht, dass das einfach ist oder Sie solche Entscheidungen leichtfertig treffen sollten. Sollten Sie gerade in einer ähnlich belastenden Lage sein, möchten wir Ihnen empfehlen, sich Hilfe zu suchen. Sie finden im Anhang eine Liste mit Kliniken und hilfreichen Internetadressen.

Teil 3

Was erwartet mich jenseits der Mauer?

8 Ich kann die Mauer überwinden! … und was erwartet mich dahinter?

Beispiel

Die stationäre CBASP-Therapie von **Herrn Preller** neigt sich dem Ende zu. Da die Klinik weit entfernt von seinem Wohnort liegt, ist er beunruhigt, dass er es daheim nicht schafft, wirklich etwas zu ändern: »Jetzt haben Sie mir hier gezeigt, dass das Leben auch anders sein kann. Und ich habe gelernt, hier meine Wutausbrüche zu kontrollieren. Doch in ein paar Tagen sitze ich wieder alleine zu Hause und allein in der Uni. Ich habe Angst, dass ich dann alles vergesse und wieder in die alten Muster verfalle!«

Auch **Herr Stubenrausch** äußert gegen Ende der ambulanten CBASP-Therapie Bedenken: »Was ist, wenn es mir in ein paar Wochen doch wieder schlechter geht und ich mich wieder hinter meine Mauer zurückziehe? Wenn die Therapie vorbei ist, muss ich ohne Sie klarkommen – ob ich das schaffen werde …?«

Am Ende einer Therapie geht es den meisten Patienten so ähnlich wie Herrn Preller oder Herrn Stubenrausch. Auch wenn sie in der Therapie viel gelernt haben und es ihnen deutlich besser geht, kehren sie irgendwann in ihren Alltag ohne Therapie zurück, und das macht ihnen Angst. Unsere CBASP-Patienten äußern häufig Bedenken, ob sie es auch nach der Therapie schaffen, in den wichtigen Situationen weiter den → *Kiesler-Kreis*, die → *Situationsanalysen* oder die → *interpersonelle Diskriminationsübung* anwenden zu können. Diese Bedenken sind nachvollziehbar. Vor allem nach einer intensiven stationären Therapie wird die Rückkehr in den Alltag ohne Therapie, geregelten Tagesablauf und das »stationäre Miteinander« häufig als sehr beängstigend empfunden. Aber auch am Ende einer ambulanten Therapie stellen Patienten sich immer Fragen wie die im folgenden Kasten genannten.

Fragen am Ende einer Therapie

- Wie kann ich dafür sorgen, dass nicht alles im Alltagstrott untergeht und ich weitermache wie zuvor? Wie schaffe ich es, die erlernten Strategien jetzt wirklich einzusetzen?
- Wie werden meine Angehörigen, Freunde und Kollegen auf mich bzw. mein neues Verhalten reagieren?
- Was passiert, wenn es mir wieder schlechter geht? Was passiert, wenn ich mich wieder hinter die Mauer zurückziehe?
- Wer oder was kann mir dann helfen?

Nun, eine Antwort auf die erste und letzte Frage halten Sie gerade in Ihren Händen: Dieses Buch. Wir hoffen, dass dieses Buch insbesondere auch für die Leser hilfreich ist, die eine CBASP-Therapie durchlaufen haben und nun quasi »Erinnerungs- und Aufarbeitungshilfen« benötigen. Sollten Sie dieses Buch als reines Selbsthilfebuch nutzen, sind Sie diesen schwierigen Weg über oder durch die Mauer ohnehin schon alleine oder mit der Hilfe nahestehender Personen gegangen. Bevor wir versuchen, Antworten auf die Fragen zu geben, möchten wir Sie noch auf ein Mut machendes Ergebnis unserer Forschung hinweisen: Die Patienten, die mit einem gewissen Maß an Ängsten, Bedenken und Sorgen die stationäre CBASP-Therapie beenden, haben innerhalb eines Jahres seltener Rückfälle in die Depression als die Patienten, welche völlig sorglos in den Alltag zurückkehren. Es ist also auch gut und hilfreich, sich diese Fragen zu stellen. Denn sie regen ja dazu an, über mögliche Lösungen und Hilfsmittel nachzudenken! Das unterstreicht auch die Bedeutung dieses letzten Kapitels, in dem wir Ihnen Strategien für Ihren weiteren Weg über und vor allem jenseits der Mauer mitgeben möchten. Diese Strategien verfolgen vier Ziele, die auch anschaulich anhand des Mauerbildes dargestellt werden können:

(1) Bestandsaufnahme: Wir möchten mit Ihnen schauen, *wo* Sie sich jetzt im Verhältnis zu Ihrer *Mauer* befinden. Sind Sie zum Beispiel noch auf der Mauer, klettern Sie gerade herüber, klopfen Sie noch ein Loch aus oder blicken Sie schon auf Ihre – vielleicht ja eingestürzte – Mauer zurück (vgl. Zeichnung auf S. 195)?

(2) Festigen bisheriger Erfolge: Wenn Sie sich schon *jenseits der Mauer* befinden, möchten wir Sie noch ein wenig auf der anderen Seite der Mauer begleiten und Ihnen dort weiter helfen, die »freundlichen« Menschen zu entdecken und die »unfreundlichen« zu meiden.
(3) Vorbeugen möglicher Rückfälle: Wir möchten Ihnen Strategien an die Hand geben, die verhindern, dass sich die *Mauer* wieder aufbaut oder Sie wieder hinter sie zurückfallen.
(4) Schnelleres Auffangen von Rückfällen: Wenn Sie sich dennoch *hinter der Mauer* wieder finden, mögen Sie schneller und weniger beschwerlich als zuvor den Weg über oder durch die Mauer finden!

8.1 Wie weit bin ich schon auf meiner Reise über oder durch die Mauer?

Um diese Frage zu beantworten, können Sie natürlich zunächst nachfühlen, wie es Ihnen derzeit bezüglich Ihrer depressiven Symptome geht. Hat sich etwas verändert? Sie können sich hierfür am besten das Arbeitsblatt 2.1 *Symptome der Depression* aus dem zweiten Kapitel dieses Buches ansehen und für die einzelnen Symptome durchgehen, ob sich bereits Veränderungen eingestellt haben.

Falls Sie keine Veränderungen feststellen, ist das aber noch kein Grund zur Sorge. Wir kennen viele Patienten, bei denen die Rückbildung der depressiven Symptome wie Schlafstörungen, Konzentrationsstörungen, aber auch die traurige Stimmung viel Zeit benötigt. Das bedeutet aber nicht, dass diese niemals weggehen! Oft haben wir auch die Erfahrung gemacht, dass die Veränderungen anderen Menschen viel eher auffallen als unseren depressiven Patienten selbst. Vielleicht lohnt es sich also auch, Menschen in Ihrem Umfeld zu befragen. Und genauso konnten wir aber auch Patienten begleiten, die sich nach einigen Wochen CBASP-Therapie bereits »wie ein neuer Mensch« fühlten und kaum bis gar nicht mehr über depressive Symptome berichteten!

In jedem Fall finden wir es wertvoll und wichtig, dass Sie auch auf einer anderen Ebene überprüfen, wieweit Sie bei der Reise über oder durch die Mauer gekommen sind: der Ebene der CBASP-Strategien. Hierbei hilft – in Verbindung mit den unten genannten Fragen – ein Rückblick auf unsere Kapitel, den wir nun gemeinsam mit Ihnen durchlaufen wollen:

- Kapitel 5 und 6: Kiesler-Kreis und Situationsanalyse
  - Wo stehe ich heute im Kiesler-Kreis?
  - Kann ich den Kiesler-Kreis erfolgreich einsetzen, um mein Verhalten besser zu verstehen und zu planen?
  - Wie hilfreich sind die Situationsanalysen für mich?
  - Wende ich diese häufig an?
  - Habe ich aufgrund meines veränderten Verhaltens bereits positive Situationen erlebt und vielleicht sogar in Form von positiven Situationsanalysen aufgeschrieben?
- Kapitel 3, 4 und 7: Heilsame Beziehungserfahrungen
  - Konnte ich Prägungen und eine Übertragungshypothese formulieren und hat mir dies geholfen, mein Verhalten besser zu verstehen?
  - Welche heilsamen Beziehungserfahrungen konnte ich erleben?
  - Gelingt es mir wahrzunehmen, was meine Mitmenschen fühlen und wie sie reagieren? (Empathie-Training)
  - Habe ich interpersonelle Diskriminationsübungen durchführen können?
  - Haben sich meine Prägungen verändert oder konnte ich meine Übertragungshypothesen entkräften?

Lassen Sie uns zunächst schauen, welche Antworten unsere drei Patienten auf diese Fragen gegen Ende ihrer Therapie geben konnten.

8.1.1 Wo stehe ich im Kiesler-Kreis?

Im Kapitel 5 haben wir Ihnen ausführlich und hoffentlich anschaulich den Kiesler-Kreis nahe gebracht. Haben Sie ihn bereits verinnerlicht und sehen ihn oft vor Ihrem inneren Auge?

Die hilfreiche Frage: *Wo stehen Sie heute im Kiesler-Kreis?* beantworten unsere drei Patienten gegen Ende der Therapie wie folgt:

Beispiel

Frau Rosenzweig: »Ich bin sicher noch nicht in jeder Situation bei freundlich-dominant angekommen. Aber ich merke, dass mir das immer häufiger gelingt. Und das fühlt sich gut an. Ich mache mir auch weniger unnütze Gedanken als früher, denn ich habe auch verstanden, dass mein feindselig-unterwürfiges Verhalten von früher genau das Gegenteil von dem bewirkt hat, was ich eigentlich erreichen wollte. Außerdem kann ich mich jetzt auch etwas freier im Kiesler Kreis bewegen. Ich habe es ja sogar mal geschafft, im Rollenspiel wirklich richtig feindselig zu sein. Ich glaube, im echten Leben würde ich versuchen zu vermeiden, so feindselig zu sein. Aber es ist gut zu wissen, dass ich es könnte, wenn es notwendig ist.«

Herr Stubenrausch: »Ja, ich habe meine Ziele erreicht. Ich bin wirklich offener geworden und kann so auch Nähe besser zulassen und aushalten. Das melden mir auch meine Frau und unsere Freunde zurück. Ja, da staunen Sie – am Anfang der Therapie habe ich gesagt, dass ich keine richtigen Freunde habe. Hinter meiner Mauer konnte ich die gar nicht sehen. Heute weiß ich, dass sie immer da waren, sich nur nicht getraut haben, mich anzusprechen, eben weil ich so verschlossen-feindselig wirkte. Aber heute ist es so viel schöner: Endlich kann ich Kontakte mit Menschen genießen – und endlich eine wirkliche Nähe und enge Verbundenheit zu meiner Frau spüren.«

Herr Preller: »Zum Glück habe ich es geschafft, meine Wutanfälle besser zu kontrollieren. Ich bin jetzt wohl wirklich häufig viel freundlicher. Selbst der Nachtpfleger hat gesagt: ›Ich habe ja immer gewusst, dass hinter Ihrer arroganten Stinkstiefelart ein netter und herzlicher Kerl steckt.‹«

Übung

Wie würden Sie nun diese Fragen beantworten?

- Können Sie sagen, wo Sie sich zu Beginn der Therapie oder der Lektüre dieses Buches im Kiesler-Kreis eingeordnet haben?

- Wo wollten Sie hin?
- Und wo befinden Sie sich heute im Kiesler-Kreis?

Gerne können Sie entsprechende Markierungen in dem Kiesler-Kreis anführen.

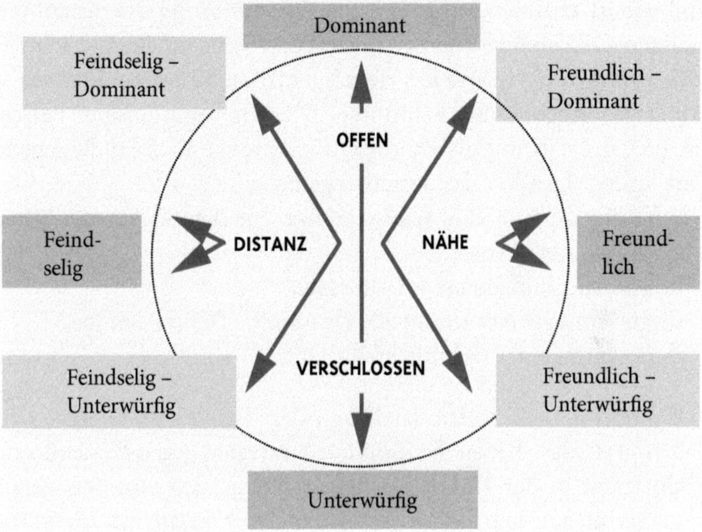

Nach unseren Erfahrungen ist der Kiesler-Kreis für viele chronisch depressive Menschen, deren Angehörige, aber auch für nicht depressive Menschen unglaublich hilfreich. Bei der Frage, welche Strategie unsere ehemalig stationären CBASP-Patienten ein, zwei oder drei Jahre nach Entlassung am hilfreichsten finden, sagen die allermeisten Patienten: den Kiesler-Kreis! Entsprechend schmückt dieser Kreis auch einige Wohnzimmer, da die Patienten in der Ergotherapie ihn für sich ausgestaltet haben. Die Ehefrau von Herrn Stubenrausch meinte nach der Therapie scherzhaft zu der Therapeutin: »Naja, etwas anstrengender ist mein Leben schon geworden. Ständig fragt mich mein Mann, wo ich denn jetzt im Kiesler-Kreis sei, wenn ich mal etwas lauter werde oder auch mal schweige! Aber das ist egal. Hauptsache, er ist endlich raus aus dieser schlimmen Depression: Endlich weint er auch mal vor mir, zeigt mir seine Gefühle und öffnet sich. Und am Schönsten ist, dass wir das erste Mal gemeinsam lachen können, das ist so unglaublich befreiend und wunderschön ...!«

8.1.2 Wie hilfreich sind die Situationsanalysen für mich?

Und wie ist es Ihnen bisher mit der Durchführung der Situationsanalysen aus Kapitel 6 ergangen? An dieser Stelle möchten wir Ihnen nochmals mit Nachdruck ans Herz legen, diese Situationsanalysen so häufig wie möglich durchzuführen. Die Erfahrung unserer Patienten, unsere Erfahrung als Therapeutinnen sowie auch Studienergebnisse legen folgende Zusammenhänge nahe:

Je häufiger, besser und selbstständiger Sie die Schritte der Situationsanalyse ausführen,

- desto mehr hilft Ihnen die Therapie,
- desto schneller werden Sie die chronische Depression los,
- desto geringer ist Ihre Rückfallgefahr!

Und das ist ja auch nachvollziehbar, oder? Mit den drei Formen der Situationsanalyse haben Sie wertvolle Strategien gegen die schlimme Hilflosigkeit in der Hand! Sie helfen Ihnen, sich von den verallgemeinernden, wenig hilfreichen Gedanken wie *Egal, was ich mache, es wird sich eh nichts ändern!* endgültig zu verabschieden. Stattdessen gilt *Was ich mache, zählt! Ich kann durch hilfreiche Gedanken und kluges zielgerichtetes Verhalten meine Ziele erreichen!*

Haben Sie gelernt, sich realistische, erreichbare Ziele zu setzen? Haben Sie gelernt, sich frei im Kiesler-Kreis zu bewegen, um Ihre Ziele zu erreichen? Haben Sie gelernt, Ihr Kopfkino abzustellen und einfach zu beobachten, was gerade passiert? Haben Sie Ihre persönlichen, hilfreichen »Schlachtrufe« oder »Mut-mach-Sätze« gefunden? Um diese Fragen alle mit »Ja« zu beantworten, brauchen Sie viel Übung und Training. Dies findet meist in Form eines längeren und oft nicht gerade einfachen, aber sehr lohnenswerten und wertvollen Prozesses statt. Denn irgendwann auf diesem Weg über oder durch die Mauer werden Sie sicherlich bemerken, dass Sie vermehrt sogenannte »positive Situationsanalysen« erleben. Was bedeutet positiv? Nun, dass Sie Ihr Ziel direkt erreichen! Schauen Sie sich das folgende Fallbeispiel von Frau Rosenzweig an.

Beispiel

Frau Rosenzweig kommt sehr freudig in die Therapiestunde: »Ich habe eine positive Situationsanalyse geschrieben!« Sie präsentiert der Therapeutin das ausgefüllte Arbeitsblatt:

(1) Situationsbeschreibung: Was ist passiert?
Ich stehe vor einem Café und sehe durch das Fenster drei Bekannte, die sich unterhalten. Ein Stuhl ist frei. Ich betrete das Café und sage: »Hallo ihr drei!« Einer antwortet: »Hallo Katharina, schön dich zu sehen. Setz dich doch zu uns!«

(2) Interpretationen: Wie haben Sie die Situation interpretiert?
(1) Die kenne ich vom Spazieren gehen. Das letzte Mal haben wir uns nur sehr kurz unterhalten, weil sie weg mussten.
(2) Ich mag sie und möchte wissen, wie es ihnen geht. Zudem ist da ja auch noch ein Platz frei.
(3) Durchbrich die Mauer! Geh rein und sag Hallo!

(3) Verhalten: Wie genau haben Sie sich verhalten?
Ich bin in das Café gegangen, habe Blickkontakt gesucht, alle drei angelächelt und Hallo gesagt.
Wie ordnen Sie Ihr Verhalten im Kiesler-Kreis ein? *Freundlich-dominant*

(4) Tatsächliches Ergebnis: Wie ging die Situation aus? (in Verhaltensbegriffen formulieren)
Ich betrete das Café und sage: »Hallo ihr drei!«. Einer antwortet: »Hallo Katharina, schön dich zu sehen. Setz dich doch zu uns!«

(5) Erwünschtes Ergebnis (ein Ergebnis, welches realistisch und in der Person verankert ist)
Ich betrete das Café und sage Hallo!

(6) Vergleich Tatsächliches und Erwünschtes Ergebnis
Haben Sie Ihr erwünschtes Ergebnis erreicht? **Ja!!!!**

»Und dann haben die mich sogar gefragt, ob ich mich dazusetzen möchte. Es wirkte wirklich so, als ob sie sich gefreut hätten, mich zu sehen. Das nächste Mal traue ich mich dann vielleicht sogar, direkt zu fragen, ob ich mich dazusetzen kann.« Die Therapeutin und Frau Rosenzweig freuen sich beide sehr über den Erfolg. Sie stellen ▶

fest, dass Frau Rosenzweig die Mauer in dieser Situation überwunden hat. Daher nehmen sie sich in der Therapie Zeit, um diese gelungene Situation gebührend bei Tee und Keksen zu feiern.

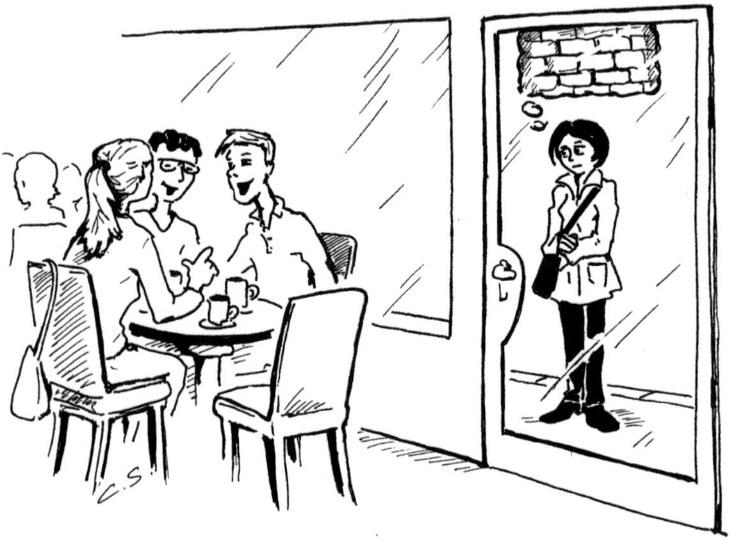

Die Zeichnungen auf dieser und der nächsten Seite veranschaulichen sehr schön, wie zu Beginn der Situation – also als Frau Rosenzweig vor dem Café stehend die drei Bekannten sieht – die Mauer noch quasi automatisch in ihren Gedanken auftaucht. Sie geht jedoch mit hilfreichen Gedanken und dem klaren Ziel, ins Café zu gehen und Hallo zu sagen, gegen die Mauer an und überwindet sie daher.

Vielleicht geht es Ihnen ja schon wie Frau Rosenzweig und Sie haben solche Erfolge zu verzeichnen? Der CBASP-Begründer Prof. James McCullough sagt zu seinen Patienten, die das erste Mal eine derartige positive Situationsanalyse in die Stunde bringen: »Let's have a party!« (auf Deutsch: »Lassen Sie uns das feiern!«). Und auch das gehört zur Therapie! Wenn Sie so eine positive Situationsanalyse gemacht haben, liegt bereits ein hartes Stück

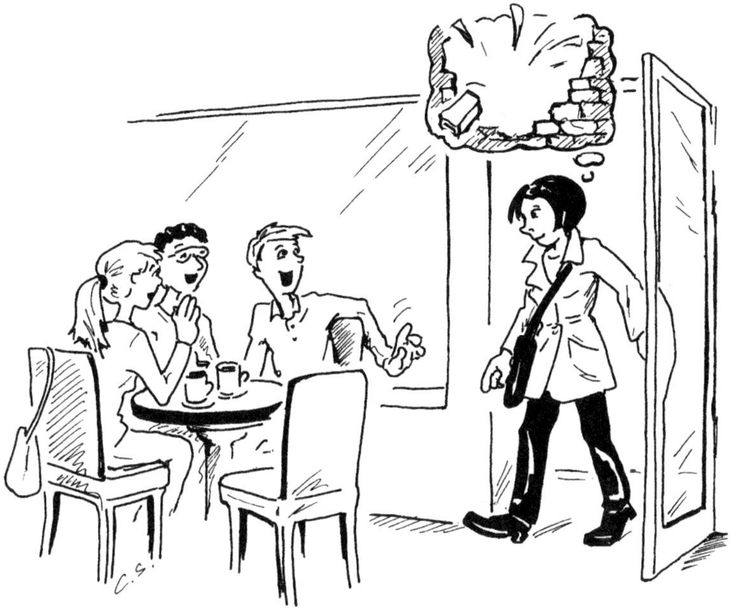

Arbeit hinter Ihnen. Und das muss auch gewürdigt werden! Also belohnen Sie sich auch – genießen Sie diesen → Erleichterungsmoment und feiern Sie Ihren Erfolg! Und hören Sie weiter auf unsere Empfehlung: Bleiben Sie dran an den Situationsanalysen: Schritt für Schritt. Die Mühe lohnt sich!

8.1.3 Welche heilsamen Beziehungserfahrungen konnte ich erleben?

Gegen Ende einer Therapie schauen wir uns gemeinsam mit den Patienten auch noch einmal die am Anfang formulierten Prägungen (Kap. 3) sowie die Übertragungshypothesen (Kap. 4) an. Wir fragen unsere Patienten:

- Haben Sie interpersonelle Diskriminationsübungen durchgeführt? Können Sie jetzt gut Ihr Gegenüber »lesen«? Können Sie die Unterschiede zwischen den heutigen Menschen und den früheren schwierigen Bezugspersonen erkennen und benennen?

- Stimmen die Prägungen heute noch? Treffen diese auf Ihr momentanes Gefühl zu, sind dies Ihre aktuellen Gedanken? Oder können Sie diese schon verändern oder gar »überschreiben«?
- Haben wir die Übertragungshypothesen in der Therapie genutzt? Sind Ihre Befürchtungen eingetreten? Oder wurden die Übertragungshypothesen entkräftet?

Im folgenden Kasten gehen wir ein letztes Mal in eine Therapiesitzung hinein. Es ist die vorletzte Stunde von Herrn Prellers Therapie. Sehen Sie selbst, was er alles verändern konnte.

Beispiel

Herr Preller geht am Ende seiner Therapie seine Prägungen (vgl. Kap. 3) noch einmal mit seiner Therapeutin durch.

Therapeutin:	Herr Preller, schauen wir uns die Prägung Ihres Vaters an, die wir am Anfang unserer Therapie erarbeitet haben: *Nur wenn ich mich wehre, kann ich überleben – wenn ich mich nicht wehre, werde ich massiv bestraft.* Denken und fühlen Sie das *heute* auch noch so?
Herr Preller:	Mmh, in manchen Situationen kommt meine Wut noch blitzartig hoch, dann denke ich: »*Du wirst angegriffen, also wehr dich!*« Aber dann versuche ich genau zu schauen, was gerade passiert und merke, dass ich gar nicht angegriffen werde. Dann atme ich tief durch und bleibe ruhig. Und die Menschen reagieren erstaunlicherweise auch sehr nett auf mich! Ich habe hier wirklich Freunde gefunden …
Therapeutin:	Das ist wunderbar. Wollen Sie also diese Prägung umformulieren?
Herr Preller:	Ja – Vielleicht so: *Ich muss mich nicht immer wehren, denn ich werde meistens gar nicht angegriffen. Wenn ich ruhig und freundlich bleibe, erhalte ich viel Freundlichkeit zurück!* Wie finden Sie das?
Therapeutin:	Das klingt großartig! Dazu passt ja auch noch die Prägung durch Ihren älteren Bruder: *Der Stärkste setzt sich durch. Ich darf keine Schwäche zeigen.* Was denken Sie heute über diese beiden Sätze?
Herr Preller:	Naja, das geht ja in die gleiche Richtung. Heute denke ich: *Ich muss nicht immer der starke Macho sein und darf auch mal*

	Schwäche zeigen. Aber in bestimmten Bereichen ist es natürlich auch gut, wenn ich selbstsicher bin und stark wirke – zum Beispiel an der Uni …
Therapeutin:	Ja, das stimmt. Aber heute können Sie entscheiden, wie Sie sein wollen. Das ist Ihre neue Freiheit. Nun lassen Sie uns noch die Prägungen anschauen, die durch Ihre Mutter und Ihre Ex-Frau entstanden sind: *Von Frauen habe ich nichts zu erwarten.*
Herr Preller:	Ja, was soll ich dazu sagen? Sie haben es mir ja als erste bewiesen: *Von Frauen kann ich doch etwas erwarten. Ich darf sie nur nicht nur anschreien.* Ist das so in Ihrem Sinne?
Therapeutin:	Ob das in meinem Sinne ist, ist nicht wichtig. Sie müssen es so fühlen!
Herr Preller:	Ja, so fühle ich es heute! Ich habe mich ja auch wieder mehr auf andere Frauen eingelassen. Und ich bin gespannt, wie meine Kolleginnen mein neues ruhiges und nettes Verhalten finden.
Therapeutin:	Super. Dann können wir abschließend noch die Übertragungshypothesen überprüfen. Am besten die generellen – schauen Sie mal: *Wenn ich mich auf eine Frau einlasse, wird sie mich enttäuschen, daher tue ich alles, um möglichst nichts mehr mit Frauen zu tun zu haben – obwohl ich mich insgeheim so sehr nach einer nahen engen Beziehung sehne.* Ist die Befürchtung, dass Frauen Sie enttäuschen, eingetreten?
Herr Preller:	Naja, davon hatten wir es ja gerade: Nein, sie ist nicht eingetreten und Sie sind der beste Gegenbeweis. Ich finde es auch toll, dass Sie mir angeboten haben, in 6 Monaten nochmal für 4 Wochen kommen zu können. Vielleicht kann ich dann ja auch positiv von Frauen-Beziehungen erzählen …
Therapeutin:	Ich bin gespannt! Wie können wir die Übertragungshypothese umformulieren?
Herr Preller:	Mmh, vielleicht so: *Wenn ich mich auf eine Frau einlasse, wird sie mich wahrscheinlich nicht enttäuschen, vor allem, wenn ich freundlich und nett zu ihr bin. Daher versuche ich nun, mich wieder mehr auf Frauen einzulassen – denn ich sehne mich ja nach einer nahen, engen Beziehung.*
Therapeutin:	Das klingt wirklich wunderbar. Und nun haben wir nur noch die zweite Übertragungshypothese zum Umformulieren: *Wenn ich Menschen gegenüber Schwäche zeige oder mich nicht wehre, dann werden die mich ausnutzen und vernichten, wes-*

▶

	halb ich es tunlichst vermeide, Schwäche zu zeigen und mich bei kleinsten Angriffen sofort wehre.
Herr Preller:	Okay, das ist jetzt auch nicht schwer, anders zu formulieren: *Wenn ich generell netten Menschen gegenüber Schwäche zeige oder mich nicht immer wehre, dann wird das wahrscheinlich zu Nähe und Offenheit führen, daher kann ich jetzt besser zu meinen Schwächen stehen und komme nicht mehr sofort ins Wehren und Kämpfen.*
Therapeutin:	Ganz toll! Ich gratuliere Ihnen zu diesen neuen und so wahnsinnig wertvollen Erkenntnissen. Sie haben wirklich ganze Arbeit hier geleistet. Bitte bleiben Sie dran und vergessen das alles nicht!

Das ist ein sehr eindrucksvoller Erfolg, oder? Auch bei Herrn Stubenrausch hat die Zeit seiner Therapie erfreulicherweise so deutliche Spuren hinterlassen, dass seine zuvor eingefahrenen Prägungs-Spuren verwischt werden konnten. Im folgenden Beispiel finden Sie die alten und neuen Formulierungen seiner Prägungen und Übertragungshypothesen.

Beispiel

Herr Stubenrausch konnte am Ende seine vier Prägungen (vgl. Kap. 3) wie folgt umschreiben:

- *Mutter:* Ich darf keine Schwäche zeigen (insb. nicht weinen), denn dann werde ich abgelehnt.
  Neu: Ich kann meine Gefühle, vor allem auch meine Schwächen, jetzt besser zeigen und merke, dass ich nicht abgelehnt werde, sondern vielmehr Nähe und Vertrauen entsteht. Ich kann jetzt endlich vor anderen weinen!
- *Vater:* Beziehungen sind nicht von Bestand. Ich bin alleine und ich muss mich durchkämpfen.
  Neu: Ich fühle mich nur noch manchmal alleine, aber ich bin es nicht. Ich kann und darf mir Hilfe holen und muss mich nicht mehr alleine durchkämpfen.
- *Bruder:* Ich kann mich nicht wehren und muss alles allein aushalten.

►

Neu: Manchmal kann ich mich jetzt schon wehren! Ich muss es nicht mehr aushalten, ich kann mich wehren!

- *Ehefrau:* Es gibt zwar Nähe für mich, aber letztlich fühle ich mich allein.
  Neu: Ich kann jetzt endlich richtige Nähe fühlen (v. a. zu meiner Frau) und fühle mich nur noch selten allein.

Auch konnten die beiden Übertragungshypothesen (vgl. Kap. 4) durch neue korrigierende und heilsame Beziehungserfahrungen entkräftet werden.

- Wenn ich mich auf eine Person wirklich einlasse (d. h. offen über meine Probleme spreche), dann wird diese Person mir nicht helfen können und mich allein lassen – daher lasse ich mich gar nicht erst auf Menschen ein.
  Neu: Wenn ich mich auf eine Person wirklich einlasse (d. h. offen über meine Probleme spreche), *dann wird diese Person mir mit hoher Wahrscheinlichkeit helfen und bei mir bleiben* – daher versuche ich jetzt, mich wieder mehr auf Menschen einzulassen.
- Wenn ich vor anderen Menschen Schwäche zeige (weine), dann werden die mich ablehnen, weshalb ich immer versuche, dies zu vermeiden.
  Neu: Wenn ich vor anderen Menschen Schwäche zeige (weine), *dann werden die mich nicht ablehnen,* weshalb ich das jetzt besser kann.

Welche heilsamen Beziehungserfahrungen konnten Sie erleben?
Zur Beantwortung dieser Frage hilft es möglicherweise, dass Sie sich Ihre interpersonellen Diskriminationsübungen noch einmal durchlesen. Lassen Sie diese auf sich wirken! Nehmen Sie sich dann Ihr Arbeitsblatt 3.1 vor. Lesen Sie sich die Prägungen durch und fühlen Sie nach: Stimmen diese noch? Oder ist es an der Zeit, Ihre Prägungen umzuschreiben? Und die Übertragungshypothesen: Haben Sie immer noch dieselben Befürchtungen? Oder konnten Sie schon das Gegenteil erfahren?

Wenn Sie möchten und die »Zeit schon reif« ist, können Sie Ihre alten Prägungen und Übertragungshypothesen in das Arbeitsblatt 8.1 an die entsprechenden Stellen übertragen und die neuen Umformulierungen jeweils an entsprechender Stelle eintragen.

Besonders an dieser Stelle möchten wir nochmals ausdrücklich darauf hinweisen, dass diese heilsamen Beziehungserfahrungen häufig Zeit brauchen. Vielleicht hilft Ihnen in diesem Zusammenhang das Bild einer Landschaft mit Flüssen: Manche Flüsse fließen schon sehr lange durch ein vielleicht eher karges und kaltes Gebiet, haben sich hier jedoch eingegraben und tiefe Furchen hinterlassen. Nun wird das Wasser umgeleitet in neue Flussläufe, die durch ein schöneres, warmes und grünes Gebiet führen. Diese Flussläufe sind aber logischer Weise noch nicht so tief, das Wasser sucht sich seinen Weg und wird erst im Laufe der Zeit tiefe Flussläufe bilden. So ähnlich sieht es in unserem Gehirn aus. Die Flüsse sind hier Gedächtnisspuren, Ihre Prägungen, die sich ins Gehirn eingegraben haben. Aber die gute Nachricht: Diese Spuren können überschrieben werden. Neue Flüsse können entstehen! Und langsam wird auch das alte Flussbett zuwachsen und mit Erde gefüllt, sodass das Wasser dort nicht mehr fließen kann und sich dann automatisch seinen Weg durch die neuen Flussläufe sucht. Wir wissen aus der Gedächtnisforschung, dass neues Lernen bis ins höchste Alter möglich ist – es ist also niemals zu spät.

Wenn Sie also noch kein neues Flussbett bei sich entdeckt haben oder das Wasser doch noch zu leicht wieder in die alten Bahnen fließt: Geben Sie nicht auf! Vielleicht hilft es Ihnen, wenn Sie sich nochmals mit dem Kapitel 7 beschäftigen. Oder suchen Sie sich bitte Hilfe durch eine CBASP-Therapie – wenn dies noch nicht geschehen ist. Wir möchten Ihnen Hoffnung und Mut mitgeben, dass heilsame Beziehungserfahrungen immer möglich sind. Und wie es Ernst Jünger, ein deutscher Schriftsteller, so passend sagt: *»Auf alle Fälle führt die Hoffnung weiter als die Furcht.«*

8.2 Wie geht es hinter der Mauer weiter?

Wenn Sie nun merken, dass Sie doch schon die Mauer durchdrungen oder überwunden haben und auf diese zurückblicken – wie unsere drei Patienten in der Zeichnung auf S. 195 – dann gratulieren wir

Ihnen zunächst zu diesem wertvollen großen Schritt! Feiern Sie diesen und belohnen Sie sich.

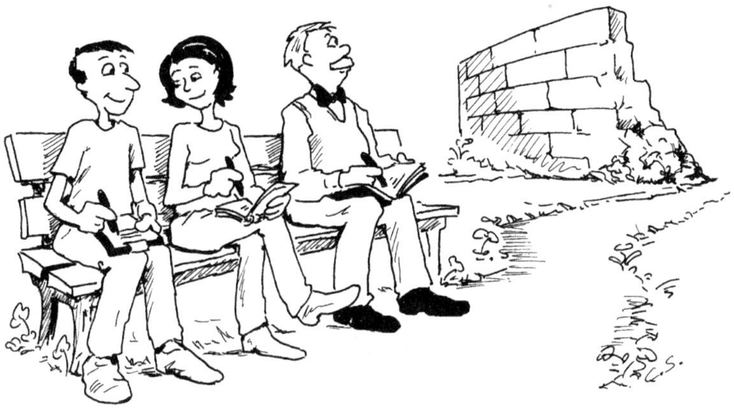

Doch möglicherweise sehen Sie nun in diesem »Neuland« jenseits der Mauer auch Schwierigkeiten und Gefahren auf sich zukommen, so wie Herr Preller und Herr Stubenrausch das zu Anfang dieses Kapitels beschreiben. Insbesondere für stationäre Patienten – wie Herrn Preller – kann es schwierig sein, die Landschaft hinter der Mauer nach einem stationären Aufenthalt zu entdecken. Die Tag- und Nacht-Betreuung durch ein ganzes Team ist nicht mehr gegeben, die intensiven Einzel- und Gruppentherapien entfallen, die vorgegebene Tagesstruktur fällt weg und die Mitpatienten um einen herum sind nicht mehr da. Besonders schwierig ist der Schritt für Patienten, die zu Hause einsam und isoliert sind und keine oder keine erfüllende Arbeit oder Freizeit haben. Aber auch für ambulante Patienten ist es oft ein großer Schritt, die Therapie zu beenden.

Eine Empfehlung für unsere ambulanten Kollegen lautet daher, dass diese die Therapie mit Ihnen möglichst so gestalten, dass sich am Ende die Zeiträume zwischen den Sitzungen immer mehr vergrößern. Wenn Sie also zunächst wöchentlich Psychotherapie hatten, sollten Sie irgendwann in einen zweiwöchigen und dann in einen monatlichen Rhythmus übergehen. Vielleicht kann Ihr Therapeut sogar ganz am Ende noch zwei Sitzungen aufbewahren, sodass Sie ihn nach 6 und 12 Monaten nochmals aufsuchen können? Schlagen Sie das doch Ihrem Therapeuten vor! Auch stationär arbeitenden Kollegen empfehlen wir, den Patienten anzubieten, dass sie nach einer bestimmten Zeit noch einmal wieder kommen können, für sogenannte Auffrischungs-Kurse. So ein Auffrischungskurs wurde ja auch Herrn Preller angeboten (s. Kasten auf Seite 191). Dieses Vorgehen hat sich als sehr hilfreich erwiesen. So können Sie nämlich ohne therapeutische Hilfe Ihre Landschaft jenseits der Mauer entdecken und danach mit konkreten Fragen und Problemen nochmals zu Ihrem stationären Therapeutenteam gehen.

Diejenigen, die das Buch als reines Selbsthilfebuch nutzen, sind ja ohnehin ohne therapeutische Hilfe bis hierhin gekommen, was beeindruckend ist! Wir möchten Ihnen wiederum dringend ans Herz legen, sich Hilfe zu suchen, sollten Sie feststellen, dass Ihr Zustand sich (wieder) verschlechtert. Nützliche Adressen finden Sie im Anhang.

8.3 Wie kann ich verhindern, dass ich mich doch wieder hinter die Mauer zurückziehe?

Auch dies ist eine wichtige und berechtigte Frage. Unsere Antwort ist jedoch sehr kurz: Bleiben Sie dran und wenden Sie weiter die CBASP-Strategien an! Wie schon oben (S. 186) beschrieben, senkt sich die Rückfallgefahr, wenn Sie weiter Situationsanalysen durchführen und dabei den Kiesler-Kreis vor Augen haben. Ebenso hilfreich erscheint uns, dass Sie weiter die interpersonellen Diskriminationsübungen durchführen. Zudem finden wir es ganz wichtig, Folgendes zu betonen: Ein Rückfall ist keine Katastrophe! Entscheidend ist in so einem Fall jedoch, wie Sie mit dem Rückfall umgehen.

Einige ehemals stationäre oder ambulante CBASP-Patienten erzählen bei den Nachbefragungen, dass sie zwar einen Rückfall hatten, im Vergleich mit der Zeit »vor CBASP« können sie nun aber viel besser mit dem Rückfall umgehen, sich entweder schnell Hilfe holen oder aber mittels der gelernten Strategien und Übungen sich selbst helfen. Daher seien die Rückfälle weniger schwer und gingen vor allem viel schneller vorbei als früher. Beispielsweise berichtet Frau

Rosenzweig bei einer der letzten ambulanten Therapiesitzungen von einem Rückfall in den 6 Monaten, in denen sie nicht bei ihrer Therapeutin war. Angefangen habe alles damit, dass sie wieder vermehrt *Kopfkino* gehabt habe. Sie hätte sich einfach nicht dagegen wehren können. Eine ganze Woche lang habe sie sich hinter ihrer Mauer verkrochen, sich total zurückgezogen und wieder vermehrt Schlafstörungen, Minderwertigkeitsprobleme und Konzentrationsstörungen gehabt. Sie habe auch kurz erwogen, ihre Therapeutin anzurufen, aber dann entschieden, es zunächst alleine zu probieren. Freudig erzählt sie, dass sie es geschafft habe! Sie habe nämlich herausgefunden, dass eine sehr schwierige konkrete Situation sie wieder hinter die Mauer gebracht hätte: Nach langer Zeit habe sie ihren Stiefvater, der bereits 10 Jahre von ihrer Mutter getrennt lebt, zufällig in der Stadt getroffen. Dieser habe sie genau wie damals beschimpft und sich darüber lustig gemacht, dass »aus ihr ja nichts geworden sei«. »Das war einfach zu viel«, sagt sie. »Ich habe ihn zufällig getroffen und war gar nicht darauf vorbereitet. Danach war natürlich Kopfkino angesagt und die alten Gedanken kamen zurück. Ich habe dann eine innere Situationsanalyse gemacht und … wissen Sie was? Ich bin sogar einmal ganz weit mit dem Hund spazieren gegangen und habe alles in den Wald hineingeschrien, was ich ihm gerne gesagt hätte. Das hat sehr gut getan.«

Sie sehen, dass natürlich wie bei Frau Rosenzweig schwierige Situationen auftreten können, mit denen man nicht gerechnet hat. Und es ist doch sehr nachvollziehbar, dass durch so eine schwierige Situation frisch verheilte Wunden erst einmal wieder aufreißen können. Aber Frau Rosenzweig hat gelernt, wie sie ihre Wunden versorgen muss, sodass sie dann nach einiger Zeit sich wieder schließen und weiter heilen können.

Auch ganz unabhängig von solchen schwierigen Situationen könnte es sein, dass sich langsam wieder Beschwerden »einschleichen« – zum Beispiel, dass Sie sich nicht mehr so gut konzentrieren können oder wieder schlechter schlafen. Wir haben die Erfahrung gemacht, dass es sehr hilfreich ist, wenn Sie sich Ihre persönlichen sogenannten »Frühwarnzeichen« notieren. Denn je früher Sie Anzeichen einer Depression bemerken und diesen gegensteuern, desto höher ist die

Chance, dass Sie diese auch schnell wieder besiegen können! Im folgenden Kasten können Sie Ihre persönlichen Frühwarnzeichen festhalten. Sie finden diese Übung auch in den Online-Materialien in Form von Arbeitsblatt 8.2.

Übung

- Woran merken Sie als erstes, dass die Depression wieder zunimmt? (z. B. Schlafstörungen)
- Woran bemerken Sie, dass es Sie wieder zu Ihrer Mauer zieht? (z. B. Rückzug von anderen)
- Woran bemerken Sie, dass Sie wieder hinter der Mauer gelandet sind? (z. B. vermehrtes Kopfkino)

Wenn Sie dann tatsächlich diese Frühwarnzeichen bemerken, sollten Sie Ihre persönlichen hilfreichen Strategien anwenden. Im Arbeitsblatt 8.2 können Sie allgemeine hilfreiche Strategien eintragen, welche Sie möglicherweise bereits aus anderen Therapien oder einfach aus eigener Lebenserfahrung kennen. Dazu können beispielsweise gehören: positive Aktivitäten ausüben wie Musik hören, Spazieren gehen, Sport machen, ein warmes Bad nehmen, ins Café gehen, einen guten Freund treffen; oder sich beim Grübeln laut »Stopp!« zurufen, sich kalt abduschen, um auf andere Gedanken zu kommen, etc. Schließlich ist es wichtig, dass Sie im Arbeitsblatt auch Ihre persönlichen Notfallnummern eintragen. Das Arbeitsblatt können Sie ggf. zusammenfalten und ständig in Ihrem Portemonnaie bei sich tragen. Im nächsten Abschnitt werden wir zusammenfassend betrachten, welche hilfreichen Strategien Ihnen in CBASP zur Verfügung stehen, die Sie dann ins Arbeitsblatt 8.3a eintragen können.

Zuvor möchten wir Sie jedoch noch – im Namen vieler ehemaliger CBASP-Patienten – auf eine ganz wichtige Hilfe beim Thema Rückfall hinweisen: die Menschen um Sie herum, die gegenseitige Unterstützung. In einigen Städten haben sich CBASP-Selbsthilfegruppen gegründet. Wir kennen beispielsweise die Mitglieder der beiden CBASP-Selbsthilfegruppen in Freiburg sehr gut und finden es ausgesprochen bemerkenswert, wie sich die ehemaligen Patienten untereinander vernetzten, sich gegenseitig unterstützen und weiter gemeinsam durch Täler und über Höhen wandern. Die Selbsthilfegruppen bieten den ehemaligen Patienten einen sicheren Ort jenseits ihrer Mauern, wo sie sich frei und in Geborgenheit austauschen und gegenseitig helfen können. Bitte lesen Sie hierzu nochmals das Vorwort 2, welches ja von Patienten der Freiburger Selbsthilfegruppe direkt für Sie geschrieben wurde (Kontaktadresse s. Anhang).

8.4 Zusammenfassung: Rückblick und Vorausschau

Was habe ich erreicht und wie geht es weiter?
Nun kommen wir zu einer abschließenden Zusammenfassung. Daher möchten wir zur Abrundung dieses Kapitels und auch des ganzen Buches das Arbeitsblatt 8.3a *CBASP-Rückfallprophylaxe* einführen.

Hier erfolgt zum einen ein Rückblick auf bisher Gelerntes: Was habe ich gelernt? Was nehme ich mit? Zum anderen schauen Sie in die Zukunft, um Rückfällen möglichst vorzubeugen: Was könnte in meinem Leben Schwieriges passieren? Wie kann ich mit diesen möglichen Schwierigkeiten umgehen? Die wichtigsten Fragen finden Sie im folgenden Kasten.

Übung
Rückfallprophylaxe: Was habe ich erreicht und was brauche ich jenseits der Mauer?

(1) Was habe ich gelernt bzw. was nehme ich mit durch das Durcharbeiten dieses Buches (und gegebenenfalls meiner CBASP-Therapie)?

▶

a) Auf der Ebene von CBASP-Strategien
   - Wie hilft mir der Kiesler-Kreis?
   - Wie helfen mir Situationsanalysen?
     - Was sind meine hilfreichsten zielführenden Gedanken/meine persönlichen, liebsten »Schlachtrufe«?
     - Was haben mir ggf. Rollenspiele gezeigt?

b) Auf der Ebene von Beziehungen/Kontakten?
   - Wie begegnen mir Mitmenschen heute – wie früher?
   - Wie reagieren Mitmenschen auf mich heute – wie früher?
   - Kann ich bestimmte Prägungen von mir um- oder überschreiben?
   - Haben sich die Übertragungshypothesen, also meine Befürchtungen, entkräftet?

(2) Welche Schwierigkeiten könnten in Zukunft (nach dem Ende der Therapie oder dem Ende der Lektüre dieses Buches) bei mir auftreten?

(3) Wie könnte ich diesen Schwierigkeiten begegnen?

(4) Welche Hilfe und Unterstützung benötige ich, um die durch dieses Buch (und die Therapie) begonnene Arbeit in Zukunft gut weiterzuführen?

In den Online-Materialien finden Sie diese Übung in Form von Arbeitsblatt 8.3a zum Ausdrucken und Ausfüllen. Zudem stellen wir Ihnen dort auch ein bereits ausgefülltes Arbeitsblatt von Herrn Stubenrausch zur Verfügung, aus welchem Sie sich bei Bedarf Anregungen holen können (Arbeitsblatt 8.3b).

Wir möchten Ihnen ans Herz legen, das Arbeitsblatt 8.3a in Ruhe auszufüllen. Es ist auch empfehlenswert, es immer wieder einmal zur Hand zu nehmen und zu schauen, ob Sie neue Strategien oder Erkenntnisse ergänzen können.

8.5 Abschied

Jetzt ist die Zeit gekommen, uns von Ihnen zu verabschieden. Zuvor möchten wir Ihnen noch berichten, wie es unseren drei Patienten, die uns durch das Buch begleitet haben, am Ende der Therapie und bis zu drei Jahre nach Abschluss ergangen ist. Beginnen wir mit Herrn Stubenrausch.

Beispiel

Herr Stubenrausch hat sehr gut von der CBASP-Therapie profitiert. Die Abbildung 8.1 zeigt zwei Verläufe: Zum einen sehen Sie den Rückgang seiner depressiven Symptome dargestellt durch die beiden Kurven, die abfallen. Zum anderen sind zwei ansteigende Kurven abgebildet. Sie spiegeln wider, dass Herr Stubenrausch sowohl die Situationsanalyse als auch die interpersonelle Diskriminationsübung gut gelernt hat und sie am Ende der Therapie ohne seine Therapeutin selbstständig durchführen kann.

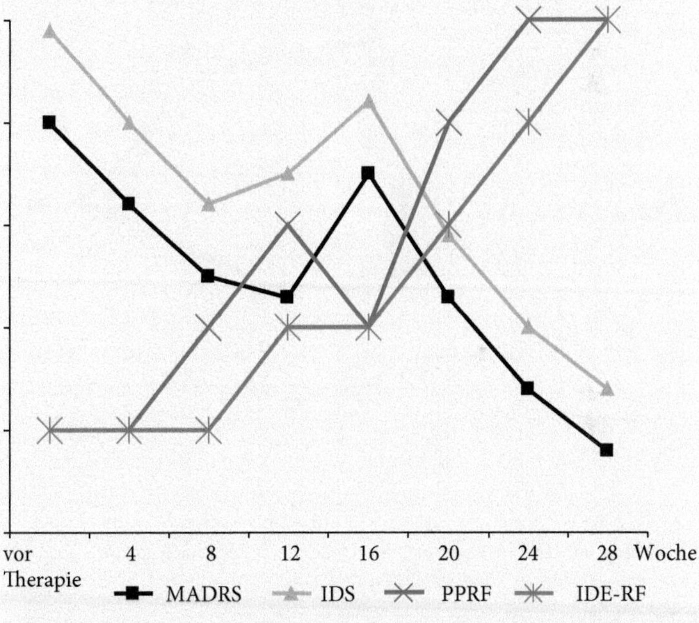

Abbildung 8.1 Verlauf der depressiven Symptomatik und Lernkurve von Herr Stubenrausch im Verlauf der ambulanten Therapie (28 Wochen)

Die IDS- (Selbsturteil) und die MADRS-Linie (Fremdurteil) geben den Abfall der Depressivität wieder (y-Achse in 10er Schritten skaliert), die PPRF- und die IDE-RF-Linie bilden die Lernkurven bzgl. der Situationsanalyse und der interpersonellen Diskrimination ab (y-Achse skaliert in 1er Schritten).

Auch im Kiesler-Kreis (vgl. Abb. 5.1) zeigt sich deutlich die positive Veränderung. Herr Stubenrausch wirkt am Ende der Therapie vor allem freundlich und *freundlich-dominant* auf seine Therapeutin. Diese wiederum wirkt auf Herrn Stubenrausch auch weniger dominant als am Anfang, beide nehmen sich nun sehr ähnlich freundlich wahr. Denn es ist Offenheit, Nähe und Vertrauen in einer therapeutischen, menschlichen Beziehung entstanden, was für Herrn Stubenrausch sehr heilsam ist.

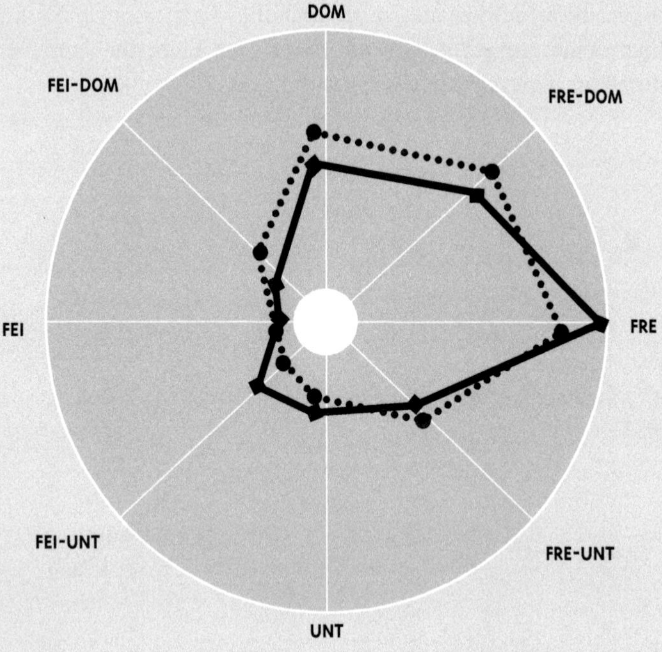

Abbildung 8.2 IMI-Auswertung am Ende der Behandlung (Impact Message Inventory; Kiesler & Schmidt, 1993; deutsche Übersetzung IMI-R; Caspar, 2002)

Ergebnisse der Einschätzungen des Patienten über die Therapeutin (gepunktete Linie) und der Therapeutin über den Patienten (durchgehende Linie) bezogen auf die Dimensionen des Kiesler-Kreises. Je näher sich ein Punkt am äußeren Kreis befindet, desto ausgeprägter ist diese Verhaltensdimension; je näher er sich am inneren Kreis befindet, desto geringer ist diese Verhaltenstendenz beobachtbar.

Der Fall von Herrn Stubenrausch soll Ihnen nochmals verdeutlichen, dass CBASP im Grunde eine Lerntherapie ist. Je mehr und besser Sie die CBASP-Strategien lernen, desto besser können Sie sich von der chronischen Depression befreien und desto geringer ist die Wahrscheinlichkeit, dass Sie einen Rückfäll erleiden. Abschließend fassen wir noch einmal zusammen, was aus unserer Sicht die wichtigen »Lerninhalte« sind:

Lernen Sie, ...

- sich in schwierigen Situationen realistische und erreichbare Ziele zu setzen,
- diese durch hilfreiche Gedanken (oder Schlachtrufe) und zielführendes Verhalten zu unterstützen,
- sich generell frei im Kiesler-Kreis bewegen zu können,
- Mitmenschen in Ihrer heutigen Umgebung gut zu »lesen«, zu beobachten,
- zu unterscheiden, wie Menschen heute im Vergleich mit Menschen früher auf Sie reagieren,
- sich möglichst mit den Menschen zu umgeben, die Ihnen gut tun!

Heute ist der Abschluss der ambulanten Therapie von Herrn Stubenrausch über drei Jahre her. Gespräche mit ihm ein, zwei und drei Jahre nach Therapieabschluss haben eindrucksvoll ergeben, dass Herr Stubenrausch keinen Rückfäll in die chronische Depression hatte. Er berichtet: »Mir geht es weiterhin wirklich gut. Manchmal habe ich noch melancholische Tage, aber die hat wohl jeder. Sie haben mir damals, am Anfang der Therapie, Hoffnung gemacht, dass ich wieder gesund werde. Ich habe Ihnen das damals ehrlich gesagt nicht geglaubt, aber trotzdem ja immerhin mit der Therapie begonnen und nicht direkt aufgegeben, um weiter allein zu kämpfen, wie es damals meine Prägung war. Und nun kann ich in der Selbsthilfegruppe diese Hoffnung an andere weitergeben und mich als lebendiges Beispiel nutzen, dass CBASP wirklich hilft. CBASP hilft uns, weil wir merken, dass wir nicht mehr hilflos sind. Wenn eine schwierige Situation vor mir liegt, denke ich zuerst, was ich eigentlich will. Dann denke ich darüber nach, was ich tun muss, um zu meinem Ziel zu kommen. Und in den meisten Fällen klappt das auch. Bei der Arbeit schaffe ich es nämlich inzwischen auch regelmäßig, mich von meinem Chef abzugrenzen. Der hat inzwischen auch gemerkt, dass ich nicht mehr der ›Mann für alles‹ bin und bürdet mir auch viel seltener Zusatzaufgaben auf. Zudem rede ich jetzt viel offener mit meiner Frau und unseren Freunden. Ich habe auch keine Probleme, vor anderen zu weinen. Allerdings habe ich selten Anlass dazu.

Ja, wir konnten in unserer Therapie nicht den Tod von meinem Vater und leider auch nicht den Suizid meines Bruders rückgängig machen. Auch die kühle Art meiner Mutter konnten wir nicht verändern. Aber ich kann jetzt anders mit diesen schwierigen Beziehungserfahrungen umgehen. Ich fühle mich jetzt nicht mehr allein, kann Gefühle zeigen und mich meistens auch wehren. Das Leben fühlt sich einfach so anders an. Es ist, als hätte ich ein neues Kapitel begonnen in meinem Leben. Schauen Sie mal, dieser Spruch (von Unbekannt) passt doch:

»*Aus dem Buch deines Lebens kannst du keine Seite heraustrennen, aber immer wieder ein neues Kapitel beginnen.*«

Bei Frau Rosenzweig war der Erfolg nicht sofort spürbar. Es hat sehr lange gedauert, bis sich die Symptome ihrer Depression verringert hatten. So hatte sie noch lange Konzentrationsschwierigkeiten und konnte sich schwer zu irgendetwas aufraffen. Als sie dann noch ihren Stiefvater getroffen hat, dachte sie erst, es hätte alles nichts gebracht. Aber danach ging es Stück für Stück bergauf. Sie berichtet: »Gerade die Erfahrung, dass ich es selber geschafft habe, da rauszukommen, war so hilfreich. Und ich will diesem Idioten nicht auch dadurch recht geben, dass ich sofort wieder hinter meiner Mauer verschwinde. Das hat mir gezeigt, dass ich doch etwas bewegen kann. Und ich gehe Schritt für Schritt weiter. Es gibt ja auch genug positive Dinge in meinem Leben! Mein Hund, meine Tochter, mein bester Freund Tom, … die Spaziergänge … Ich habe jetzt sogar eine ehrenamtliche Arbeit bei den Tafeln angenommen, die mir sehr viel Spaß macht. Und – naja, müde bin ich immer noch sehr oft. Aber davon lasse ich mir mein Leben nicht mehr vermiesen!«

Auch Herrn Preller geht es seit Abschluss seiner stationären Therapie sehr viel besser. Vier Monate nach Entlassung schreibt er seiner

Therapeutin eine E-Mail, aus welcher der folgende Ausschnitt stammt:

»Ich hätte nie gedacht, dass diese Therapie solche Auswirkungen hat. Es ist fast so, als wäre ich neu geboren, als sehe ich plötzlich mich und meine Mitmenschen aus einer ganz anderen Perspektive. Den Auffrischungskurs benötige ich derzeit nicht. Es geht mir so gut wie noch nie. Bestimmt trägt dazu bei, dass ich mich verliebt habe. Ja, ich habe mich in eine Frau verliebt, die so gut zu mir ist. Aber ich kann Ihnen auch stolz berichten, dass ich ja auch nicht mehr der Stinkstiefel bin. Ich habe sie noch nie angeschrien und hoffe, dass dies auch nicht passieren wird. Wir sind miteinander sehr glücklich …«

Nun verabschieden wir uns von Ihnen und diesem Buch, mit welchem wir uns intensiv beschäftigt haben. Dabei hatten wir stets Sie als Leserin und Leser im Kopf – wir hoffen, wir konnten Sie erreichen und eine Brücke zu Ihnen über dieses Buch bauen. Zudem hoffen wir, dass dieses Buch Ihnen weiter hilft, die Mauer zu überwinden, sich von der chronischen Depression zu befreien und Brücken zu bauen, getreu dem Zitat von Isaac Newton:

»Die Menschen bauen zu viele Mauern und zu wenig Brücken.«

Glossar

CBASP/CBASP-Therapie. CBASP ist die Abkürzung für **C**ognitive **B**ehavioral **A**nalysis **S**ystem of **P**sychotherapy. Der amerikanische Professor James P. McCullough hat CBASP in Folge seiner klinischen und wissenschaftlichen Erfahrungen mit chronisch depressiven Patienten entwickelt. CBASP integriert Strategien aus verschiedenen traditionellen Psychotherapien und versucht, genau an den speziellen Problemen der chronisch depressiven Menschen anzusetzen. Hierfür werden sowohl schwierige Erfahrungen aus der Kindheit als auch aktuelle Problemen in der Therapie bearbeitet.

Chronische Depression. Als chronische Depression bezeichnet man depressive Erkrankungen, die sich über einen Zeitraum von mindestens zwei Jahren nicht bessern. Dabei kann es sich insgesamt um eher leichte Verläufe handeln, in denen die Patienten dauerhaft geringe Beschwerden haben, aber auch um schwere Verläufe und Mischformen. Bei chronischen Depressionen lassen sich vier verschiedene Formen unterscheiden: chronische depressive Episode, Dysthymie, doppelte Depression, depressive Episoden, die nicht vollständig zurückgehen. Diese vier Unterformen sind in Kapitel 2, S. 38 sowie in Abbildung 2.1 (S. 40), näher erläutert.

Empathie. Der Begriff Empathie stammt aus dem Altgriechischen (empátheia = Leidenschaft) und bezeichnet die Fähigkeit, Gedanken, Emotionen, Absichten und Persönlichkeitsmerkmale eines anderen Menschen zu erkennen und zu verstehen.

Erleichterungsmomente. Als Erleichterungsmomente lassen sich die Momente während einer CBASP-Therapie verstehen, in denen Patienten entweder durch einen Früher-Heute-Vergleich im Rahmen der → *interpersonellen Diskriminationsübung* oder durch das Erreichen eines Ziels im Rahmen der → Situationsanalyse das Gefühl der Erleichterung spüren.

Episodische Depression. Als episodische Depressionen werden diejenigen Depressionen bezeichnet, die nach einem bestimmten Zeitraum wieder abklingen, also nicht chronisch verlaufen (→ chronische Depression).

Explorationsphase. Die erste Phase der → Situationsanalyse wird *Explorationsphase* genannt. In dieser Phase wird eine frühe (problematische) Situation detailliert in Bezug auf sechs Bereiche beschrieben: 1. Inhalt (Was ist passiert?), 2. Interpretation (Wie wurde die Situation interpretiert?), 3. Verhalten (Was wurde getan?), 4. Tatsächlicher Ausgang der Situation, 5. Gewünschter Ausgang der Situation, 6. Vergleich des tatsächlichen und gewünschten Ausgangs der Situation.

Frühe traumatisierende Beziehungserfahrungen. Als frühe traumatisierende Beziehungserfahrungen werden belastende, schwierige und schmerzhafte Erfahrungen bezeichnet, die bereits in der Kindheit oder Jugend, d. h. in der frühen Entwicklung gemacht wurden. Dazu zählen belastende Erlebnisse wie emotionale und körperliche Vernachlässigung, emotionaler, körperlicher und sexueller Missbrauch und Verlust eines Elternteils.

Handlungsinterpretation. Bei diesem – von vielen → CBASP-Patienten auch treffend als *Schlachtruf* oder *Mut-mach-Satz* bezeichneten – Begriff handelt es sich um ein CBASP-Fachwort, welches im Rahmen der → *Situationsanalyse* beim *Überprüfen von Interpretationen* von Bedeutung ist. Eine *Handlungsinterpretation* vorzunehmen bedeutet, zusätzlich zu neuen, hilfreichen Interpretation kurze, griffige an sich selbst gerichtete Sätze oder Aufforderungen zu formulieren, die dabei helfen, in Aktion zu kommen und eine erwünschte, *zielführende* Handlung auszuführen.

Interpersonelle Diskrimination/Interpersonelle Diskriminationsübung (IDÜ). Diese Methode schließt direkt an den Prozess der → Übertragung an. Interpersonelle Diskrimination kann man auch als *»zwischen Menschen unterscheiden Lernen«* bezeichnen. Hier geht es konkret darum, dass immer wieder genau geschaut werden soll, wie die Menschen heute in emotionalen oder schwierigen Situationen auf eine Person reagieren, um diese Reaktion dann mit jener der Eltern oder anderen wichtigen Menschen im Leben zu vergleichen. Bei der interpersonellen Diskriminationsübung (IDÜ) geht es darum, dass der Patient lernt, zwischen den Reaktionen und Einstellungen verschiedener Menschen auf sein Verhalten zu unterscheiden.

Interpersonelle Perspektive. Wenn man eine interpersonelle Perspektive einnimmt, bedeutet das, nicht nur sich selbst, sondern vor allem das Zusammenspiel von zwei oder mehreren Personen zu betrachten.

Interpersonelles Diskriminationslernen. Interpersonelles Diskriminationslernen bezeichnet den Lernprozess, in dem man lernt, die Reaktion verschiedener Personen zu unterscheiden (siehe auch → interpersonelle Diskriminationsübung).

Kiesler-Kreis. Der Kiesler-Kreis ist ein interpersonelles Modell (→ interpersonelle Perspektive) und hilft dabei, die folgenden Fragen zu beantworten: Wie wirke ich auf andere? Wie reagieren andere auf mich? Im Kiesler-Kreis werden allgemeines zwischenmenschliches Verhalten und Reaktionen auf zwei Achsen beschrieben: *dominant-submissiv* und *feindselig-freundlich.* Die Auseinandersetzung mit und das Verständnis des Kiesler-Kreises kann dabei helfen, seine eigene Wirkung auf andere besser einzuschätzen und neue Verhaltensweisen zu entwickeln, sowie das eigene Verhaltensrepertoire zu vergrößern.

Lösungsphase. Die zweite Phase der → Situationsanalyse wird *Lösungsphase* genannt. In dieser Phase wird überlegt, wie die in der → Explorationsphase geschilderte Situation hätte anders interpretiert werden können und welches alternative Verhalten möglich gewesen wäre, um das Ziel bzw. den gewünschten Situationsausgang zu erreichen. Diese Phase dient also vor allem dazu, neue Lösungswege zu finden und anhand von Rollenspielen auszuprobieren.

Prägung. Vor allem in der Kindheit und Jugendzeit, aber auch später im Leben machen wir immer wieder die Erfahrung, dass bestimmte Menschen für uns eine ganz besondere, herausragende Bedeutung haben. Diese Menschen beeinflussen unseren Lebensweg und unsere Persönlichkeit in der Art, dass sie Spuren bzw. Stempel bei uns hinterlassen, die auch als *Prägungen* bezeichnet werden. Der Fachbegriff dafür lautet kausal-theoretische Schlussfolgerungen. Diese Prägungen durch andere Menschen können positiv und negativ sein und bestimmen maßgeblich mit, wie wir uns anderen Menschen gegenüber heute verhalten.

Rollenspiele. Rollenspiele sind eine besonders effektive Form, um neue Verhaltensweisen mit anderen Personen ausprobieren zu können. Üblicherweise werden mit dem Therapeuten wichtige Situationen nachgespielt, wobei der Therapeut eine Rolle übernimmt und der Patient sich selbst in dieser Situation spielt. So können verschiedene Verhaltensweisen ausprobiert und eingeübt werden. Auch in der Gruppentherapie oder in Selbsthilfegruppen werden häufig Rollenspiele eingesetzt – hier können dann andere Gruppenteilnehmer weitere »Rollen« übernehmen.

Situationsanalyse. Die Situationsanalyse ist eine Strategie, durch welche ganz genau nachvollzogen werden kann, warum man sich in bestimmten Situationen auf eine bestimmte Weise verhalten hat und seine Ziele vielleicht nicht erreichen konnte. Die Situationsanalyse ist ein sehr hilfreiches Werkzeug, um das eigene Verhalten besser verstehen und steuern zu können – und so seine Ziele zu erreichen.

Stimuluscharakter. Dieser Begriff dient im → Kiesler-Kreis zur Beschreibung des eigenen Verhaltens bzw. der eigenen Wirkung, die man auf andere hat.

Übertragung. Die Auswirkungen von Prägungen auf das eigene Handeln können ganz automatisch ablaufen und sind in den meisten Fällen nicht bewusst. Der Prozess, der dafür verantwortlich ist, wird auch als Übertragung bezeichnet. Statt Übertragung könnte man ebenso »Erwartung« oder »Befürchtung« sagen. Durch den Prozess der Übertragung (insbesondere der Übertragung von → Prägungen) ist es mitunter sehr schwer, neue und korrigierende Erfahrungen mit anderen Menschen zuzulassen.

Übertragungshypothese. Das Wort »Hypothese« stammt aus dem Altgriechischen (hypóthesis) und bedeutet dem Wortursprung nach so viel wie Unterstellung, Voraussetzung oder Grundlage. Übertragungshypothesen sind demzufolge Annahmen, die über die eigenen Übertragungsprozesse (s. → Übertragung) getroffen werden und meistens unbewusst sind, d. h. dem Bewusstsein nicht zugänglich, und erst durch klärende Gespräche und gezielte Fragen in das Bewusstsein gelangen können. Übertragungshypothesen beziehen sich inhaltlich auf Erfahrungen, die mit prägenden Bezugspersonen gemacht wurden und im Verlauf des Lebens im Umgang mit anderen Menschen auf ebendiese *übertragen* werden. Im Rahmen der CBASP-Therapie oder Selbsthilfe werden *therapeutische* und *allgemeine* Übertragungshypothesen herausgearbeitet, auf die im Verlauf der Therapie oder eines Selbsthilfeprozesses immer wieder Bezug genommen wird. Das Ziel besteht darin, dem Patienten heilsame Beziehungserfahrungen zu ermöglichen. Übertragungshypothesen, die in der CBASP-Therapie formuliert werden, haben idealerweise folgende grammatikalische Struktur: »Wenn …, dann …, daher …«

Literatur

Brakemeier, E.-L., Engel, V., Schramm, E., Schmidt, T., Zobel, I., Hautzinger, M., Berger, M. & Normann, C. (2011). Feasibility and outcome of cognitive behavioral analysis system of psychotherapy (CBASP) for chronically depressed inpatients: A pilot study. Psychotherapy and Psychosomatics, 80 (3),191–194.

Brakemeier, E.-L. & Normann, C. (2012). Praxisbuch CBASP. Behandlung chronischer Depression. Weinheim: Beltz.

Brakemeier, E.-L., Schramm, E. & Hautzinger, M. (2012). Chronische Depression. Göttingen: Hogrefe.

Caspar, F. (2002). Das Impact Message Inventory von Kiesler. In E. Brähler, J. Schumacher & B. Strauss (Hrsg.), Diagnostische Verfahren in der Psychotherapie (S. 214–216). Göttingen: Hogrefe.

Hautzinger, M. (2010). Akute Depression. Göttingen: Hogrefe.

Keller, M. B., McCullough, J. P., Klein, D. N., Arnow, B., Dunner, D. L, Gelenberg A. J., Markowitz, J. C., Nemeroff, C. B., Russell, J. M., Thase, M. E., Trivedi, M. H. & Zajecka, J. (2000). A comparison of nefazodone, the cognitive behavioral-analysis system of psychotherapy, and their combination for the treatment of chronic depression. The New England Journal of Medicine. 342, 1462–1470.

Kiesler, D. J. & Schmidt, J. A. (1993). The Impact Message Inventory: Form IIA Octant Scale Version. Palo Alto, CA: Mind Garden.

Schramm, E., Schweiger, U., Hohagen, F. & Berger, M. (2006). Psychotherapie für chronische Depression. Cognitive Behavioral Analysis System of Psychotherapy (CBASP) von James P. McCullough. München: Elsevier.

Anhang

1 Notfallnummern

Im Notfall sollten Sie die Polizei (**110**) oder die Feuerwehr/den Rettungsdienst (**112**) anrufen. Zudem ist es wichtig, dass Sie die Nummer der für Ihren Wohnort zuständigen Klinik herausfinden und sich notieren.

Meine Klinik: ____________________________________

Telefon: ____

Weitere Telefonnummern von Krisendiensten im Fall von Depressionen finden Sie anbei:

- Der ärztliche Bereitschaftsdienst: 116 117
- Die bundesweite TelefonSeelsorge in Deutschland: +49 (0)800 111 0 111 (gebührenfrei) oder +49 (0)800 111 0 222 (gebührenfrei)
- Bundesländer-spezifische Notfallnummern von Krisendiensten finden Sie im Internet unter: http://www.depressionen-depression.net/notfaelle/notfallnummern.htm

2 Hilfreiche Internetadressen, welche Informationen zu CBASP geben

- Netzwerk CBASP: http://www.cbasp-network.org/ oder https://www.facebook.com/CBASPnetwork
  Hier finden Sie viele Informationen über CBASP, den CBASP-Verein, Fortbildungen und Veranstaltungen. Insbesondere finden Sie nach Städten sortiert Psychotherapeuten, welche in CBASP zertifiziert sind und diese Psychotherapie auch ambulant anbieten. Zudem finden Sie auch alle Kliniken aufgelistet, welche stationäre CBASP-Programme durchführen (s. auch unten).
- Weitere deutschsprachige Homepage: http://www.cbasp.awp-depression.de/CBASP/index.html
- Englischsprachige Homepage vom Begründer der CBASP Therapie Prof. James McCullough: http://www.cbasp.org/pro.htm

- CBASP-Selbsthilfegruppen: Kontakt über
  selbsthilfegruppe-cbasp@web.de
  selbsthilfegruppe-CBASP@freenet.de

3 Kliniken im deutschsprachigen Raum, welche CBASP als stationäres Konzept anbieten

Eine vollständige Liste mit entsprechenden Kliniken, welche zudem ständig aktualisiert wird, finden Sie auch hier:
http://www.cbasp-network.org/
(Unter »Therapeuten und Supervisoren« sind sortiert nach Städten auch die Kliniken aufgelistet)

Anbei ist eine Auswahl an Kliniken im deutschsprachigen Raum mit entsprechenden Telefonnummern aufgelistet:

- **Berlin:** Charité Universitätsmedizin Berlin, Campus Charité Mitte
  Charitéplatz 1, 10117 Berlin
  CBASP-Konzept auf der Station 152a
  (Oberarzt: Prof. Dr. Philipp Sterzer),
  Telefonnummer bei Aufnahmewunsch: 030-450 517 054
  Homepage: http://psy-ccm.charite.de/patienten/
- **Eltville:** Vitos Klinik Eichberg, Kloster-Eberbach-Straße 4,
  65346 Eltville
  CBASP Konzept auf der Station E13/Affektive Erkrankungen
  (Stationspsychologin: Jasmin Kämmerer)
  Telefonnummer bei Aufnahmewunsch: 06123-602 7530
  Homepage: www.vitos-rheingau.de
- **Freiburg:** Universitätsklinik Freiburg, Klinik für Psychiatrie und Psychotherapie, Hauptstr. 5, 79104 Freiburg
  CBASP-Konzept auf der Station 5
  (Oberarzt: PD Dr. Claus Normann),
  Telefonnummer bei Aufnahmewunsch:
  0761-270 69 720 (Frau Vera Engel)
  Homepage: http://www.uniklinik-freiburg.de/psych/live/index.html

- **Heidelberg:** Universitätsklinikum Heidelberg, Klinik für Allgemeine Psychiatrie, Zentrum für Psychosoziale Medizin, Bergheimer Str. 48, 69115 Heidelberg
  CBASP-Konzept auf der Station von Gebsattel
  (Oberarzt: Prof. Dr. Knut Schnell),
  Telefonnummer bei Aufnahmewunsch: 06221 565 495,
  Homepage: http://www.klinikum.uni-heidelberg.de/Klinik-fuer-Allgemeine-Psychiatrie.8791.0.html
- **Lübeck:** Universitätsklinikum Schleswig-Holstein, Klinik für Psychiatrie und Psychotherapie, Ratzeburger Allee 160, 23538 Lübeck
  CBASP-Konzept auf der Station 7
  (Oberarzt: Dr. med. Philipp Klein),
  Telefonnummer bei Aufnahmewunsch: 0451-500 2910
  Homepage: http://www.ukgm.de/ugm_2/deu/umr_psy/8573.html
- **Marburg:** Universitätsklinikum Gießen und Marburg, Klinik für Psychiatrie und Psychotherapie, Standort Marburg, Rudolf-Bultmann-Straße 8, 35039 Marburg
  CBASP-Konzept auf der Station für Affektive Erkrankungen
  Telefonnummer bei Aufnahmewunsch: 06421-58 65 200
  Homepage: http://www.ukgm.de/ugm_2/deu/umr_psy/8573.html
- **München:** Klinik für Psychiatrie und Psychotherapie der Ludwig-Maximilians-Universität München, Abteilung für Psychotherapie und Psychosomatik, Nußbaumstraße 7, 80336 München,
  CBASP-Konzept auf der Station B1b
  (Oberarzt: PD Dr. Frank Padberg),
  Telefonnummer bei Aufnahmewunsch: 089-51 603 307
  Homepage: http://www.klinikum.uni-muenchen.de/Klinik-und-Poliklinik-fuer-Psychiatrie-und-Psychotherapie/de/stationen/b1b/index.html

- **Münster:** LWL-Klinik, Friedrich-Wilhelm-Weber-Str. 30, 48147 Münster
  Oberarzt: Nils-Jörg Norden; Psychologin: Dr. Brigitta Kremer
  Kontakt: Nils-Jörg Norden, Tel.: 0251 91555-2246,
  E-Mail: nils-joerg.norden@wkp-lwl.org
  Homepage: http://www.lwl.org/LWL/Gesundheit/psychiatrieverbund/K/klinik_muenster
  Nähere Infos zur CBASP Station 16.2:
  http://www.lwl.org/klinik_muenster_download/pdf/Handout_Depression_2014.pdf
- **Offenburg:** MediClin Klinik an der Lindenhöhe; Bertha-von-Suttner-Straße 1, 77654 Offenburg
  CBASP-Konzept auf der Station C2
  (Oberärztin: Frau Dr. Martinez-Funk),
  Telefonnummer bei Aufnahmewunsch: 07 81/91 92 0
  Homepage: www.klinik-lindenhoehe.de
- **Zürich:** Clienia Privatklinik Schlössli,
  Schlösslistrasse 8, CH-8618 Oetwil am See
  CBASP-Konzept auf der Spezialstation für Depressionserkrankungen (CBASP-Psychologin: Stefanie Berg) und der Depressionsstation 60+ (Oberarzt: Dr. med. Stephan Haupenthal)
  Telefon-Nummer bei Aufnahmewunsch: +41 (0)44 929 81 11
  Homepage: http://www.clienia.ch/ueber-uns/standorte/clienia-privatklinik-schloessli/in-kuerze/

4 Weitere hilfreiche Internetadressen und Telefonnummern für therapeutische Unterstützung bei depressiven Störungen

Anbei sind einige möglicherweise hilfreiche und interessante Internetadressen aufgelistet, wobei diese Liste keinen Anspruch auf Vollständigkeit erhebt:

- http://online-studie-depression.de/hilfe/
- http://www.deprexis.de/de/wege_aus_der_depression/index.jsp
- http://www.deprexis.com/de
- http://www.buendnis-depression.de/
- http://www.deutsche-depressionshilfe.de/?r=p
- http://www.suizidpraevention-deutschland.de/Einleitung.html

Hinweise zu den Online-Materialien

Sie können alle im Buch erwähnten Arbeitsblätter über unsere Internetseite (http://www.beltz.de) herunterladen und ausdrucken. Sie kommen zu den Materialien, indem Sie auf die Seite des Titels gehen, den Link zu den Materialien anklicken und dann folgendes Passwort eingeben: **HMkEyaLM** (Groß- und Kleinschreibung beachten). Dann können Sie die gewünschten Arbeitsmaterialien öffnen und die pdf-Dateien über die Druckfunktion des Browsers ausdrucken. Wenn Sie die Seite schließen, kommen Sie zurück zur Inhaltsübersicht. Da die Online-Materialien nur so lange zur Verfügung stehen, wie das Buch lieferbar ist, empfehlen wir Ihnen, sich die gesamten Materialien herunterzuladen und auf dem eigenen Rechner zu speichern.

Sachwortverzeichnis